Ralph J. MacFadyen

Weg mit der Brille!

Wie man durch tägliche Augengymnastik die Sehkraft verbessert

Mit 27 Abbildungen

Wilhelm Goldmann Verlag

Titel der Originalausgabe: »See without Glasses«
Originalverlag: Grosset & Dunlap Publishers, Inc., New York
Aus dem Amerikanischen übertragen von Paul Martin

1. Auflage November 1976 · 1.—10. Tsd.
2. Auflage Mai 1980 · 11.—15. Tsd.
3. Auflage Dezember 1980 · 16.—20. Tsd.
4. Auflage Oktober 1981 · 21.—28. Tsd.
5. Auflage März 1983 · 29.—3 ɔ. Tsd.

Made in Germany
Genehmigte Taschenbuchausgabe
Die deutsche Originalausgabe ist im Hans E. Günther Verlag,
Stuttgart, erschienen
Umschlaggestaltung: Atelier Adolf & Angelika Bachmann, München
Umschlagfoto: Manfred Schmatz, München
Satz: Presse-Druck Augsburg
Druck: Elsnerdruck GmbH, Berlin
Verlagsnummer: 108 48
Lektorat: Cornelia Schmidt-Braul · Herstellung: Harry Heiß
ISBN 3-442-10848-7

Inhalt

Vorwort

Dieses Buch über die Wiederherstellung der geschwächten Sehkraft ohne Benutzung der Brille ist auf der Bates-Methode begründet, für die Mrs. MARGARET DARST CORBETT bemerkenswerte Dienste geleistet hat. Der Autor beansprucht kein Urheberrecht für die in den folgenden Seiten aufgestellten Prinzipien. Die speziellen Übungen sind sein eigener Beitrag, von ihm selbst ausgearbeitet und in eigener Praxis erfolgreich erprobt. Auch ist es eine Eigentümlichkeit dieses Buches, daß hier, bei der Wiedererziehung der Augen zu normalem Sehen, die geistigen Elemente mehr als die physischen betont werden.

Viele Zuschriften, die ich aus allen Teilen des Landes erhielt, besagten dasselbe: »Ich habe ein Buch über die Verbesserung geschwächter Sehkraft studiert. Obwohl ich alle Übungen gemacht habe, bemerke ich jedoch wenig Besserung.«

Die Antwort des Autors war stets die gleiche: »Neunzig Prozent dieser Arbeit sind geistiger Natur, und dieses Moment haben Sie zweifellos vernachlässigt.«

Die eigene Erfahrung des Autors lehrt, daß nicht die Anwendung technischer Mittel, sondern der bewußt wachsame Gebrauch aller geistigen Fähigkeiten sowie das vernunftmäßige Erfassen des Problems zur Verbesserung der Augenfunktion beitragen.

Gewiß ist es möglich – es ist bereits geschehen und geschieht täglich –, Augenfehler zu beseitigen, Brillen überflüssig zu machen und die Nervenspannung zu lösen. Diese ist es nämlich, welche die Funktionsstörung der Muskeln verursacht und dadurch zu Sichtverzerrung, Migräne, allgemeiner Erschlaffung und Schlaflosigkeit führt. Vor allem durch die Erziehung zum richtigen Sehen und das Ersetzen schlechter Seh-Angewohnheiten durch gute lassen sich Augenerkrankungen verhindern.

Dieses Buch wurde geschrieben, um allen Menschen eine Hilfe zu geben, die eine Verbesserung ihres Sehvermögens anstreben. Hier sollen Eltern über die Gefahren schädlicher Seh-Angewohnheiten unterrichtet werden, um deren Auftreten bei ihren Kindern erkennen zu können, so daß sich diese Angewohnheiten noch in ihrem Anfangsstadium schnell und mühelos beseitigen lassen. Auf diese Weise wird die Zahl der Kinder und jungen Leute, die eine Brille tragen müssen, stark eingeschränkt werden.

Das Problem

Es ist eine beruhigende Tatsache für Ihre Augen, daß Sie um so besser sehen, je weniger Sie sich darum bemühen. Es fällt den schlecht sehenden Menschen schwer, daran zu glauben, daß gutes Sehen keiner Anstrengung bedarf – im Gegenteil: jede Anstrengung verschlimmert den Zustand. Eigenartig ist, daß wir schon lange um die Muskelentspannung wissen, die beim Schwimmen oder Tanzen, Tennis oder Golfspiel oder aber zur Beherrschung eines Musikinstruments nötig ist. Das Aneignen dieser Entspannung war oft der schwierigste Teil beim Erlernen irgendeines dieser Dinge, doch sind ohne diese Entspannung alle anderen Unterrichtsstunden zwecklos.

Sehr zögernd nur gelangten wir zu der Einsicht, daß diese Tatsache mit gleicher Intensität auch beim Gebrauch unserer Augen zutrifft. Ohne Übertreibung könnten wir die Augen als den am meisten vernachlässigten Teil unseres Körpers bezeichnen. Keine Methode zur Wiedererziehung, wie. z. B. die in diesem Buch beschriebene, wäre erforderlich, hätte man von früher Kindheit an das Prinzip eines vernünftigen Gebrauchs der Augen angewandt. Doch ist es eine offene Wahrheit, daß man uns nicht lehrt, wie wir mit unseren Augen umzugehen haben. Tatsächlich sind unzählige Fälle von Augenanstrengung ein direktes Ergebnis der Methoden, mit denen heute Lesen gelehrt wird.

Das Schlimmste jedoch ist das so weitverbreitete Mißverständnis darüber, was Sehen eigentlich ist. In den Lehrbüchern wimmelt es geradezu von Mitteilungen über das physische Auge, aber dieses physische Auge kann völlig gesund sein. Die Sehgewohnheiten selbst sind fehlerhaft. Ja, es mag sogar Fälle geben, in denen falsches Sehen völliges Nichtsehen hervorruft. Bis heute wurde aber noch immer nichts zur Verhütung von Augenschäden unternommen, die durch seelische Belastung entstanden sind. Man hat sich bei den bisherigen Untersuchungen ausschließlich auf äußere Einflüsse beschränkt. Das ist ein beunruhigendes Zeichen in einer Zeit, in der gewaltige Fortschritte in der Chirurgie, der Volksgesundheit und der vorbeugenden Medizin gemacht werden – in einer Zeit also, die sich fast jeder physischen Kondition widmet, außer der der Augen.

Wie wir sehen

Wie ist der Vorgang beim Sehen? Wie sehen wir? Das Auge funktioniert, wie man immer wieder hört, in vielerlei Hinsicht wie ein Fotoapparat. Blicken Sie jetzt einmal quer durchs Zimmer! Vielleicht hängt an der gegenüberliegenden Wand ein Gemälde. Oder Sie sehen dort einen Polstersessel mit einer Lampe daneben. Was immer es auch sei, für unsere Zwecke soll es ein Bild sein.

Angenommen, Sie wollen dieses Bild mit einem Fotoapparat aufnehmen. Man stellt zuerst die Brennweite ein, so daß ein Abbild ohne Verschwommenheit oder Verzerrung auf den Film kommt. Wenn der Gegenstand in einiger Entfernung liegt, kürzt man die Brennweite, ist er nah, erweitert man sie. Dann knipst man das Bild, d. h. man belichtet den Film, und die Aufnahme ist gemacht. Sehen kann man sie aber erst, nachdem der Film entwickelt ist.

Wie läßt sich dieser Vorgang mit dem Sehen des Auges vergleichen? Der Augapfel des normalen Auges stellt sich unwillkürlich ein, um das Abbild im Brennpunkt auf die Netzhaut zu bringen (Film des Fotoapparats). Noch einmal: das Lichtquantum muß ausreichen, um die Aufnahme klar werden zu lassen. Noch einmal: liegt der Gegenstand entfernt, wird die Brennweite (Entfernung zwischen Netz- und Hornhaut) gekürzt; liegt er in der Nähe, wird sie erweitert. Dieser Vorgang der Einstellung auf fern und nahe liegende Gegenstände heißt »Akkommodation«. Wir werden uns später wegen der Wichtigkeit dieses Vorgangs und wegen der sich widersprechenden Auffassungen bezüglich seiner Funktionsweise noch weiter mit ihm beschäftigen.

Durch eine schmale Öffnung in der Regenbogenhaut, genannt Pupille, tritt Licht ins Auge ein. Es wird im Brennpunkt auf der Netzhaut gesammelt und durch einen chemischen Vorgang aus Strahlenenergie in Nervenimpulse umgewandelt. Die empfindlichen Zäpfchen und Stäbchen der Netzhaut, die selbst ein Teil des Sehnervs sind, vermitteln diese Impulse den Sehzentren im Gehirn, wo dann das Bild mittels des Gedächtnisses, des Vorstellungsvermögens, der Erfahrung und der Urteilskraft »entwickelt« wird, mit anderen Worten, der Geist übersetzt das Abbild.

Es ist daher das Gehirn, welches sieht. Je größer der Grad geistiger Überwachung, d. h. je besser das Gedächtnis und die Vorstellungskraft ist, um so besser sieht man.

Fotografiert nun jemand, der den Apparat nicht einzustellen versteht, so werden die Aufnahmen unbefriedigend sein. Ebenso ist es mit dem Auge. Bleibt beim Auge die Akkommodation infolge eines Versagens aus, dann ist es falsch eingestellt. Strengt es sich beim Sehen an, so beginnt die Augenkrankheit beim Menschen in irgendeiner Form. Er begibt sich zum Augenarzt, wird untersucht und verläßt den Arzt mit einer Brille. Die Brille erhält den Zustand der Fehlsichtigkeit, zu dessen Behebung sie getragen wird, aufrecht, während die zugrunde liegende Ursache unverändert bleibt. Die Sehkraft wird sich zusehends verschlechtern, sobald die Brille abgenommen wird. So entdeckt jemand unter Umständen einige Wochen nach Anpassung der Brille, daß sich seine Sehkraft noch mehr verringert hat.

Obwohl viele Augenstörungen zu verhüten und viele andere weithin zu beheben wären, ist es immer noch die einzige für diesen erschreckenden Zustand sich bietende Lösung, die Augen mit einer Brille zu versehen. Es gibt Brillen für jung und alt, dunkle und farbige Brillen, Lesebrillen und geschmückte Exemplare, Brillen für die Kurz- und solche für die Weitsichtigen, Brillen gegen Augenanstrengung und Kopfschmerzen, Brillen zu jedem Zweck – aber keine einzige, die an die Ursache der Augenanstrengung herangeht.

Man ist durchweg der Meinung, daß gegen Augenfehler nichts anderes getan werden kann, als eine Brille zu tragen; und doch kann etwas getan werden. Etwas wird auch schon getan, und zwar täglich, in Tausenden von Fällen, und es beweist, daß das Auge, richtig geschult und richtig gebraucht, seine Aufgabe erfüllen kann; und je zweckmäßiger es benutzt wird, um so mehr erneuert es seine Kräfte. Brillenfabrikanten fertigen mit Juwelen besetzte Brillenränder an, getönte und sogar unsichtbare Linsen. Beleuchtungsexperten erforschen eine systematische Beleuchtung und ihr Verhältnis zum Sehen. Alle diese Versuche zur Vervollkommnung zielen darauf, die Augenanstrengung bei der knapp vor den Augen verrichteten Arbeit zu verringern. Die Anstrengung aber, die beim Beobachten fern liegender Gegenstände selbst von Weitsichtigen gemacht wird, bleibt unbeachtet. Die seelische Belastung, welche der Augenanstrengung zugrunde liegt, wird vollkommen ignoriert.

Anstrengung ist keine Folge von Augenstörung. Sie ist die Ursache. Sobald die Anstrengung nachläßt, sieht das Auge normal. Das Prinzip, auf dem dieses Buch aufgebaut ist – dasjenige von Dr. Bates –, mag man zusammenfassend so wiedergeben: Ohne seelische Spannung entsteht keine Nervenbelastung und ohne diese keine Muskelspannung. Sind aber die Muskeln entspannt, so ist auch das Auge entspannt und sieht normal.

Dr. Bates' umfangreiche Forschungen führten ihn zwangsläufig zu dem Schluß, daß alle Augenfehler als direkte Folge der Nervenbelastung entstehen. Diese ist, wie später noch ausführlich erklärt wird, der Anlaß zur Muskelspannung, welche die Form des Augapfels verändert und Symptome hervorruft, die sich über alle Augenerkrankungen erstrecken, von milder Kurzsichtigkeit bis zum »grünen« oder »schwarzen Star«.

Es gibt zahllose Ursachen für die Nervenbelastung, doch sind es größtenteils die seelischen Verstimmungen, die von den Einwirkungen unserer hochgeschraubten Zivilisation verursacht werden. Bei Schulkindern z. B. entwickelt sich häufig Augenanstrengung infolge einer Spannung, die von unharmonischen Familienzuständen oder von der Angst vor Lehrern oder vor Aufgaben, denen sie nicht gewachsen sind, hervorgerufen wird. Es ist bedauerlicherweise sicher, daß die Augenanstrengung, die zunächst vorübergehender Natur ist, sich festsetzt, sobald das Kind die Brille trägt, wenn die zugrunde liegende Ursache bestehenbleibt.

Der Kopfschmerz ist in unserer gegenwärtigen Umgangssprache mit »Sorge« oder einem »schwierigen Problem« gleichbedeutend geworden. Schwere Sorgen oder seelische Störungen greifen fast unfehlbar die Augen bis zu einem gewissen Grad an. Auf Sinneseindrücke reagieren wir gefühlsmäßig. Eine plötzliche Erschütterung, auch ein Schreck wirkt unmittelbar auf das Herz, den Kreislauf, die Lungen und die allgemeine Muskelspannung. Anhaltende oder schwere Sorgen und Kummer haben eine weniger greifbare, jedoch weitaus stärkere Wirkung auf den allgemeinen Gesundheitszustand. Der Besorgte oder Bedrückte fühlt sich ermattet; er leidet an Schlaflosigkeit, an Migräne, an Verdauungsstörungen und an Augenanstrengung.

Offenbar besteht also zwischen dem Sehen und dem seelischen Befinden ein enger Zusammenhang. In welch außergewöhnlichem Maß der Gemütszustand den Köper beeinflußt, beginnen wir erst jetzt zu entdecken; und doch wurde schon vor vielen Jahren bewiesen, daß es möglich ist, durch Suggestion Blasen auf der Haut hypnotisierter Versuchspersonen hervorzurufen.

Es ist Sinn dieses Buches, dem Leser zu helfen, diese Spannung loszuwerden. Darüber hinaus aber will es auch Anleitung sein zur Erlangung der Gedankenkontrolle, durch die sich die Entspannung der Sehzentren im Gehirn erreichen läßt. Wie diese Entspannung die Augenmuskeln und -nerven beeinflußt und so das Sehen bessert, wird schrittweise demonstriert werden. Eine richtige Anwendung der in den folgenden Seiten niedergelegten Prinzipien wird in überraschend kurzer Zeit eine vorübergehende Erleichterung hervorrufen. Anhaltende Besserung, insbesondere bei den komplizierteren Brechungsfehlern und den langjährigen ernsten Augenstörungen, erfordert allerdings Zeit, Beharrlichkeit und den Willen zum Erfolg. Wer aber sein Sehen *wirklich* verbessern will, dem wird es auch gelingen, ganz gleich wie schlecht er im Augenblick sehen mag. Die einzige Vorbedingung ist der unbeschädigte Sehnerv. Wer einmal das Erhebende dieses ersten Aufleuchtens der normalen Sehkraft erlebt hat – und es hat sich gezeigt, daß sich dieses Erlebnis schon während der ersten Behandlung einstellen kann –, den wird es drängen weiterzumachen. Die Wiedererziehung der Augen wird durch das Erlernen der psychischen und physischen Entspannung erwirkt. Das bedeutet keine mühselige Plackerei; es ist ein Abenteuer, eine Reise aus dem Dunkel ins Licht, und wie ein jedes Abenteuer sollte man es auch mit Begeisterung beginnen.

Nun einen Vorschlag zum rechten Gebrauch dieses Buches. Bevor Sie sich den hier beschriebenen Übungen widmen, lesen Sie das Buch einmal ganz durch, um die Grundprinzipien und die Absichten hinter den Übungen klar zu erfassen. Sodann beginnen Sie noch einmal vor vorn, lesen etwas langsamer und nehmen die Übungen in ihrer Erscheinungsfolge vor.

Die Ursache schlechten Sehens

Obgleich es nicht im Rahmen dieser Darstellung liegt, auf Einzelheiten physiologischer Natur einzugehen, die sich übrigens in jedem Lehrbuch der Augenheilkunde nachschlagen lassen, wird es dennoch nützlich sein, den Bau des Auges hier in Kürze zu erläutern.

Der Augapfel ist in Fett und fibrösem Gewebe eingebettet und lagert in der knochigen Augenhöhle (Orbita). Er wird durch die sechs Augenmuskeln eingefaßt und bewegt, die mit der hinteren Knochenwand der Augenhöhle verwachsen und am vorderen Pol dem Augapfel eingefügt sind.

Der Augapfel selbst besteht aus drei verschiedenen Schichten oder Lagen. Der äußere Teil, der uns als das »Weiße vom Auge« bekannt ist, jedoch richtiger »Lederhaut« genannt wird, ist ein zähes, faseriges Gewebe; es beginnt dort, wo die Hornhaut aufhört, und erstreckt sich nach hinten, bis zu der Stelle, an der es vom Sehnerv durchstoßen wird. Vier Fünftel der Lederhaut sind undurchsichtig, das restliche Fünftel bildet die lichtdurchlässige Fläche unmittelbar am vorderen Augenteil – die Hornhaut.

Innerhalb der Lederhaut ist eine zweite Schicht oder Lage, die Gefäßhaut, bestehend aus Blutgefäßen und Farbstoff, welche vorwiegend als Ernährungsorgan der Netzhaut Nährflüssigkeit zuführt.

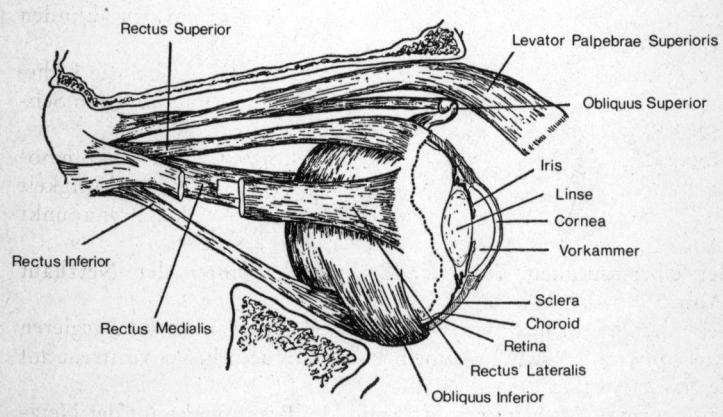

Abb. 1 Das Auge

Ein dritter Belag innerhalb der Gefäßhaut, aus der Verlängerung des Sehnervs bestehend, bildet ein empfindliches Häutchen, die Netzhaut. Diese ist eine überaus dünne und hochkomplizierte Membrane, in welcher die zwei verschiedenartigen Enden der Nervenfibern liegen: die Stäbchen und die Zäpfchen, wovon letztere die wesentlich empfindlicheren sind. Sie sitzen ungefähr in der Mitte der Netzhaut (Abb. 1), wo sich das schärfste Sehen abspielt. Diese Stelle, »der Fleck« genannt, hat einen Durchmesser von etwa 0,15 Zentimeter. Form, Farbe und Schärfe werden hier registriert. Außerhalb dieser Stelle vermischen sich die Zäpfchen und Stäbchen, doch finden sich an der Peripherie nur Stäbchen. Diese reagieren auf schwaches Licht und ermöglichen daher das Sehen bei Nacht.

Etwa 0,25 Zentimeter von der Mitte einwärts ist der sogenannte »blinde Fleck«, die Eintrittsstelle des Sehnervs (Abb. 1). Sie können ihn sich auf ganz einfache Weise selbst vorführen. Decken Sie das

linke Auge zu und betrachten Sie den schwarzen Punkt links im Feld, das Buch dabei langsam hin und her bewegend. Sobald Sie den rechten Punkt nicht mehr sehen, fällt sein Abbild auf den »blinden Fleck« der Netzhaut.

Wenn Lichtstrahlen auf die Netzhautfläche fallen, wird die Lichtenergie in eine andere Energieform umgewandelt und über den Sehnerv in die Sehzentren des Gehirns weitergeleitet.

Schon lange ist bekannt, daß das Auge sich durch die Akkommodation auf wechselnde Entfernungen einstellt. Bei Kurzsichtigkeit bilden die Lichtstrahlen schon *vor* der Netzhaut den Brennpunkt (Abb. 2).

Bei Übersichtigkeit liegt der Brennpunkt *hinter* der Netzhaut (Abb. 3).

Beim Astigmatismus, dem verschwommenen Abbild, konvergieren die Lichtstrahlen nicht auf einem Punkt, sondern liegen verstreut auf der Netzhautfläche.

Beim normalen Sehen liegt das Abbild im Brennpunkt auf der Netzhaut selbst (Abb. 4).

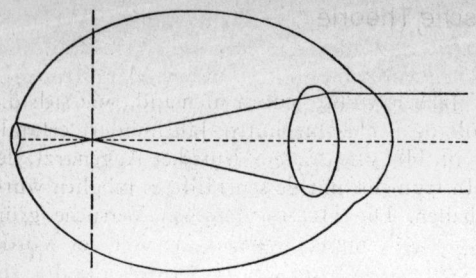

Abb. 2 Schematische Darstellung des kurzsichtigen Auges

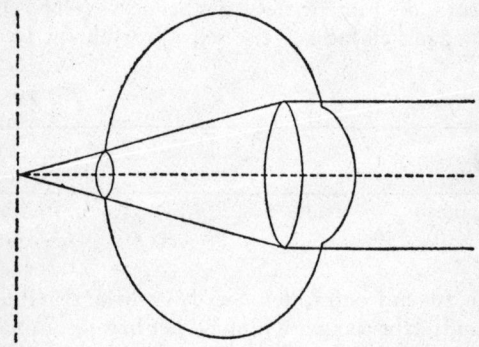

Abb. 3 Schematische Darstellung des übersichtigen Auges

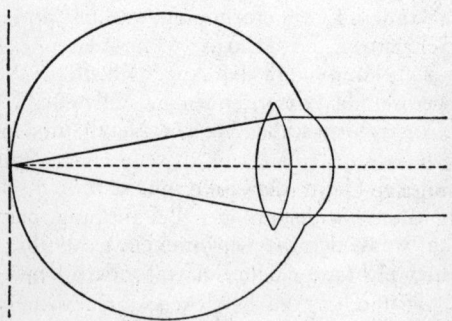

Abb. 4 Schematische Darstellung des normalen Auges

Die Helmholtzsche Theorie

Bis vor wenigen Jahren wußte jedoch niemand, wie sich die Akkommodation vollzog. Im neunzehnten Jahrhundert erfand LUDWIG FERDINAND VON HELMHOLTZ, ein deutscher Augenarzt, den Augenspiegel – ein Instrument, mit dessen Hilfe es möglich wurde, ins Auge hineinzuschauen. Die HELMHOLTZschen Versuche gründeten sich auf Studien eines Flammenabbildes, das von der Vorderseite einer Augenlinse gespiegelt wurde. Hieraus entwickelte er seine Theorie der Anpassung, worauf die anerkannte Augenlehre aufgebaut ist: Die Anpassung wird durch eine Formveränderung der Linse bedingt und diese ihrerseits durch die Aktion des Ziliärmuskels gesteuert. HELMHOLTZ selbst gab jedoch keine ausreichende Erklärung darüber, wie dieser Muskel funktioniert. Er gab auch zu, daß seine Theorie lediglich eine Wahrscheinlichkeit bedeute, da das auf der Linse gespiegelte Abbild so veränderlich und unklar gewesen sei, daß, um es mit seinen eigenen Worten zu sagen, »es meist so verschwommen war, daß die Flammenkontur nicht mit Gewißheit erkannt werden konnte«.[1] Dieser Theorie zufolge waren Kurz- und Weitsichtigkeit sowie auch andere Lichtbrechungsfehler unabänderliche Zustände. Hatte HELMHOLTZ recht, so folgte daraus, daß das Auge keine Ähnlichkeit mit allen übrigen Körperorganen besaß. Wenn also die Anpassung nicht ausreichend war, gab es keine Möglichkeit, sie wiederherzustellen. Die einzige Behandlung bestand darin, künstliche Linsen zu tragen, die so geschliffen waren, daß der Brechungsfehler der Augenlinse ausgeglichen wurde.

In seinem Buch »Kunst des Sehens«, welches über seine eigenen Erfahrungen mit der Bates-Methode berichtet, bemerkt ALDOUS HUXLEY: »Wenn die orthodoxe Meinung sich im Recht befindet und die Sehorgane wirklich unfähig sind, ihre Funktionsfähigkeit aus sich heraus zu erneuern, dann ist das Auge vollkommen anders geartet als jeder andere Körperteil. Alle anderen Organe neigen nämlich dazu, ihre Funktionsfähigkeit selbst wiederherzustellen, vorausgesetzt, daß günstige Umstände vorliegen.«

Müssen wir dieser widersinnigen Behauptung beipflichten, daß allein die Augen keine autonome Heilfähigkeit besitzen? Man hat Gelegenheit gehabt festzustellen, daß die Natur fähig ist, in jedem Körperteil eine Heilung zu bewirken; tatsächlich ist der Körper

[1] Handbuch der Physiologischen Optik, Hrsg. v. Nagel, S. 109 ff. und 122.

von solch vollendeter Konstruktion, daß man fast sagen könnte, es sei ihm sogar von Natur aus bestimmt, sich selbst zu heilen. Die Haut wirft Giftstoffe ab, der Blutkreislauf bekämpft Krankheiten, die Lungen können einen Infektionsherd isolieren: und selbst ein Karzinom oder krebsartiges Geschwür kann spontan vom gesunden Gewebe ausgeklammert werden.

Nur die Augen sollten zu solcher eigener Wiederherstellung ihrer Funktion nicht fähig sein?

Vor ungefähr dreißig Jahren untersuchte DR. W. H. BATES, ein New Yorker Augenarzt, jährlich in der New Yorker Augen- und Ohrenklinik und in anderen Anstalten die Augen von dreißigtausend Menschen. Er begann Tatsachen zu entdecken, die ihn verblüfften, da sie der HELMHOLTZschen Theorie widersprachen.

Am meisten überraschten ihn die vielen Fälle erneuter Akkommodation nach der operativen Entfernung der Augenlinse. Wenn aber das möglich war, mußte HELMHOLTZ sich geirrt haben. Behielt das Auge seine Akkommodationsfähigkeit, nachdem die Linse entfernt worden war, so war also ein anderer Faktor dafür bestimmend.

Neue Entdeckungen folgten. Bei der HELMHOLTZschen Theorie galten Brechungsfehler als unheilbar. Dennoch zeigte es sich, als immer mehr Patienten untersucht und längere Zeit hindurch beobachtet wurden, daß sich die Brechungsfehler gelegentlich nicht nur von selbst verloren, sondern daß Patienten, die bisher an einer Art von Brechungsfehler litten, sich eine neue Art zuziehen konnten. DR. BATES erkannte, daß kein Lichtbrechungsfehler jemals gleich bleibt; daß sogar bei den gesunden Augen das normale Sehen jeweils nur minutenlang anhält. Der Gesundheitszustand, Spannungen, Aufregungen, Lärm – alles das kann Lichtbrechungsfehler verursachen.

Bei sehr vielen der Untersuchten erwies sich außerdem, daß gar keine Augenfehler vorhanden waren; die Störung hatte nämlich eine andere Ursache. Schon lange wissen wir, daß sich die verschiedenen Körperteile gegenseitig beeinflussen. Ein steifes Bein wird Rückenschmerzen verursachen, weil bisher wenig gebrauchte Muskeln plötzlich überlastet werden. Ein verdorbener Magen wird Kopfschmerzen hervorrufen, während Sorge und Nervosität Verdauungsstörungen auslösen. Ein psychischer Schock wird Herz und Kreislauf angreifen, die Stimme lähmen und einen starren Blick sowie Atembeschwerden erzeugen.

Doch scheint es, daß die Augen psychische Störungen rascher widerspiegeln als irgendein anderes Organ. Sie sagen uns mehr über den allgemeinen Gesundheitszustand, als der Durchschnittsmensch ahnt.

In den Augen entdeckt ein geschulter Beobachter die Anzeichen solch verschiedenartiger Störungen wie die der Zuckerkrankheit und der Syphilis, der Tuberkulose und der Arterienverkalkung, der Leber- und Schilddrüsenfunktionsstörung, der Nierenleiden und der Rückenmarkserkrankungen, Zeichen des Wahnsinns und Anzeichen von Zuständen, die auf Schwangerschaft zurückzuführen sind.

Die Augen sind es, die zuerst allgemeine Ermattung verraten, die zuerst von übermäßigem Alkohol- und Tabakgenuß oder irgendeiner Form des Ausschweifens Zeugnis ablegen und die zuerst durch Schlaflosigkeit angegriffen werden. Die Augen wie auch der übrige Körper brauchen eine angemessene Diät und reagieren entsprechend darauf; durch schlechte oder eitrige Zähne werden sie beschädigt. Sogar jede physische Erkrankung wie etwa Fieber, eine Infektion oder das rasche Wechseln von Hitze und Kälte bewirken vorübergehend Lichtbrechungsfehler. Obwohl sie durch einen gemeinsamen Blutkreislauf genährt werden und auf die gleichen Affekte reagieren, sollen gerade die Augen nach der HELMHOLTZschen Theorie vollkommen andersgearteten physiologischen Gesetzen unterworfen sein als den Gesetzen, denen der ganze übrige Organismus gehorcht?

Die Bates-Theorie

Aufgrund dieser Entdeckungen unternahm es DR. BATES, die Versuche, auf denen HELMHOLTZ vor manchen Jahren seine Theorie gegründet hatte, selbst durchzuführen. Vier Jahre hindurch arbeitete er daran, die Richtigkeit der HELMHOLTZschen Theorie bestätigen zu können. Er mußte jedoch einsehen, daß sich der große österreichische Augenarzt geirrt hatte. Es folgten dreißig Jahre unermüdlichen Forschens und Experimentierens.

Diese Versuche, die an Augen von Fischen, Hasen, Katzen, Hunden und anderen Tieren sowie auch an den Augen Tausender von Menschen vorgenommen wurden, bewiesen, daß die Akkommodation nicht von der Augenlinse, sondern allein von der Tätigkeit der sechs Augenmuskeln abhängig ist. Durch Einwirkung auf diese Muskeln gelang es DR. BATES, die typischen Brechungsfehler, welche sich bei Kurz- und Weitsichtigkeit und beim Astigmatismus einstellen, künstlich hervorzurufen und zu korrigieren.

Er zog daraus folgende Schlüsse: die Augenlinse hat mit dem Vorgang der Akkommodation nichts zu tun. Es kann beim Menschen die Linse in einer »Star«-Operation entfernt werden, doch wird das Auge dadurch nichts von seiner Akkommodationsfähigkeit verlieren. Wie also kommt die Akkommodation zustande? Dies geschieht durch die Kontraktion der sechs das Auge umgebenden spontan wirkenden Augenmuskeln, die die Augenform den unterschiedlichen Seh-Entfernungen entsprechend verändern.

Beim kurzsichtigen Auge haben sich die zwei querlaufenden Muskelbänder, die den Augapfel umfassen, so zusammengezogen, daß das Auge eiförmig deformiert wird. Dagegen ziehen beim weitsichtigen Auge die vier der Längsachse entlanglaufenden Rekti-Muskeln den Augapfel in die Kürze, so daß die Form eines auf die Spitze gestellten Eies entsteht. Der Astigmatismus ist die Folge des ungleichen Spannungsverhältnisses der quer- und längsliegenden Muskelstreifen, wodurch folglich der Augapfel und die Hornhaut einer unsymmetrischen Deformierung unterliegen. Hieraus ergibt sich die Verzerrung der Abbilder. Beim normalen Sehen, wobei der Augapfel seine symmetrische Form beibehält, arbeiten diese sechs Muskeln mit gleicher Kraft und Spannung.

Die enorme Bedeutung dieser Entdeckung liegt in der Erkenntnis, daß die Brechungsfehler nicht unheilbar sein können, wenn die Brennpunkteinstellung allein von der Formveränderung des Augapfels und nicht vom Vorhandensein der Augenlinse abhängt. Wird die Form des Augapfels durch die Augenmuskeln reguliert, dann kann das Sehvermögen durch die Wiederherstellung einer zweckmäßigen Muskelfunktion gebessert werden.

Die Brille als Therapie bei den Brechungsfehlern

Durch das logische Ergebnis seiner Versuche gewann DR. BATES die Überzeugung, daß sich die orthodoxe Behandlungsmethoden vertretenden Augenärzte mit ihrer Therapie im Irrtum befanden, da sie über die Deformierung des Augapfels und die fehlerhafte Akkommodation falsche Schlüsse gezogen hatten. Waren Brechungsfehler das Produkt der Muskelspannung, dann waren sie weder unheilbar noch war die Brille eine angemessene Lösung.

Brillen dienen dazu, den unangenehmen Auswirkungen schlechten Sehens in rein mechanischer Weise abzuhelfen; sie berichtigen den

Brechungsfehler, *so wie er zur Zeit der Untersuchung besteht.* Ein Brechungsfehler bleibt aber niemals derselbe; er ändert sich dauernd. Die Brillenstärke jedoch bleibt gleich, weshalb auch die Augenmuskeln gezwungen werden, den gleichen Grad des Brechungsfehlers ständig aufrechtzuerhalten. Kein Wunder also, daß wir uns nur mit Mühe an Brillen gewöhnen! Da die Muskeln mehr oder weniger außer Gebrauch sind, werden sie ständig schwächer, so daß die Brillenstärke immer mehr zunehmen muß, während jeder Versuch unterlassen wird, den ursprünglichen Brechungsfehler zu berichtigen und an dessen Ursache heranzukommen.

Der Haupteinwand gegen Brillen ist der, daß sie den Brechungsfehler im Auge festlegen. Es besteht hier eine unverkennbare Analogie zur Pionierarbeit der Schwester KENNY, deren ungewöhnliche Behandlungsmethode bei der Kinderlähmung ebenfalls dem Spott der Ärzteschaft ausgesetzt war. »Ein Gipsverband und Schienen«, sagte sie, »machen eine Heilung unmöglich.« Sie entfernte beides und erzog die Muskeln wieder zum normalen Gebrauch.

Auf ähnliche Weise entfernen wir bei der Wiedererziehung der Augen die »Schienen«, genannt Brillen, und verhelfen den Muskeln zur gesunden Ausgeglichenheit, indem wir direkt an die Muskelspannung herangehen.

DR. SIDLER-HUGUENIN, der bekannte Schweizer Augenarzt, behauptete, daß weder Brillen noch andere Methoden, deren sich heute die orthodox praktizierenden Augenärzte bedienen, imstande wären, die zunehmende Stärke der Brechungsfehler zu verhindern.

Seit der Zeit, da DR. BATES seine Entdeckungen veröffentlichte, konnten Zehntausende von Menschen ihr Sehvermögen steigern und ihre Brillen ablegen. Trotzdem begegnen die meisten der orthodoxen Augenärzte der neuen Methode zur Wiedererziehung der Augen weiterhin mit Geringschätzung und halten an der Verschreibung von Brillen als der einzigen Behandlungsmöglichkeit für Brechungsfehler fest.

Ein wichtiger Grund hierfür ist die Abneigung, die die meisten Menschen gegen neue Tatsachen haben. Jede Lehre, die zur Erleichterung menschlichen Leidens, zur Gesundheit der Menschen oder zur Ausdehnung unseres Wissens über die alten Grenzen hinaus beiträgt, hat den gleichen Widerstand gefunden. Sogar als die schmerzverhütende Wirkung der Anästhesie bereits bewiesen war, lachten die orthodoxen Chirurgen noch über dieses Mittel. Das alte System war ihnen gut genug. Die Sterilisation, die die Krankheits- und Infektionsverbreitung verhütete, hatte sich schon jahrelang bewährt, als endlich die orthodoxen Ärzte einwilligten, auch von ihr Gebrauch zu machen.

Andererseits wurde das Bates-System, wie alles andere auch, von Zeit zu Zeit von unqualifizierten Leuten gehandhabt, die sich als geschulte Fachkräfte ausgaben, was dem Ansehen der Methode nicht dienlich sein konnte. Für den, der ohne Brille sein Sehen bessern möchte, ist das einzig richtige Vorgehen, von den Ergebnissen her zu urteilen. Bemerkt man nicht schon nach dem ersten Tag eine Erleichterung, so ist anzunehmen, daß sich der Betreffende einen falschen Lehrer ausgesucht hat.

Das Seelische und das Sehen

Wenn aber eine Brille nicht die Lösung ist, wo soll man sie dann suchen? Betrachten wir noch einmal die Störungsursache. Die Brechungsfehler werden hervorgerufen durch ein ungleiches Spannungsverhältnis in den spontan wirkenden Augenmuskeln[2], was wiederum eine anomale Muskelspannung oder Überanstrengung bei einer einzigen Muskelgruppe auslöst.

Aber ein Muskel kann sich nicht selbständig anspannen. Er reagiert allein auf Nervenimpulse. Die Nerven sind jedoch, wie DR. JOSEPHINE A. JACKSON in ihrem Buch »Unseren Nerven auf der Spur« bemerkte, nur Signaldrähte. Sie sind nicht verantwortlich für die Befehle, die durch sie hindurchlaufen, denn hinter den Drähten sendet der »Telegraphist«.

Hinter der Nervenspannung also und in der zentralen Nervenkontrollstelle des Gehirns liegt die wirkliche Störungsursache. Man findet die Lösung im geistigen Teil des Sehens, der neunzig Prozent des Sehvorgangs beansprucht; nur zehn Prozent sind physischer Natur. Eigentlich sehen ja die Augen überhaupt nicht. Sie registrieren lediglich die Sinneseindrücke, die in Form von Strahlenenergie auf die Netzhaut fallen. Die Sehzentren des Gehirns übersetzen diese Eindrücke in Bilder. Schon SOKRATES sagte, daß wir eher durch die Augen als mit ihnen sehen; sie sind nur ein Instrument des Geistes. Durch sie hindurch wird das Gegenständliche wahrgenommen.

[2] Nicht zu verwechseln mit dem willkürlichen Teil des Muskels, der den Augapfel bewegt.

Ständig wächst unser Wissen um die Wirkung des Psychischen auf das Physische. Vor vielen Jahren erklärte einmal Sir William Osler, daß es bei der Heilung der Lungentuberkulose mehr davon abhängt, was in den Köpfen der Patienten vorgeht, als was in ihren Brustkörben ist. Erst in letzter Zeit kamen wir weit genug, um zu erkennen, in welchem Ausmaß das Seelische die Augen beeinflußt. Gewisse Grundprinzipien, auf denen die Bates-Methode aufgebaut ist, müssen immer wieder betont werden. Wir wollen deshalb an dieser Stelle die Grundbegriffe dieses Buches zusammenfassend wiedergeben:

Alle Brechungsfehler werden durch den Spannungszustand der sechs Muskeln des Augapfels verursacht. Diese Spannungen sind ihrerseits die Auswirkung falscher Nervenimpulse, die durch eine mechanische Funktionsstörung des zentralen Kontrollvorgangs verursacht werden. Jeder Augenfehler hat eine eigene charakteristische Spannungsart, aber für alle Spannungen gibt es nur eine einzige Behandlung – die physische und psychische Entspannung, die von den Sehzentren ihren Ausgang nehmen muß.

Ihre Augen und Ihre Persönlichkeit

Die Augen sind das Organ, durch das wir sehen, ebenso wie es die Lungen sind, durch die der Körper atmet. Normales Sehen geschieht unwillkürlich und mühelos, und ein entspanntes Auge sieht immer richtig. Es erfordert ebensowenig Anstrengung wie ruhiges Atmen. Wenn wir erkältet sind und die Lungen sich verkrampfen, dann ringen wir nach Atem. Ist das Sehen beeinträchtigt, dann spannen sich die Augenmuskeln, und wir strengen uns beim Sehen an. Je größer die Anstrengung, um so schwieriger wird das Atmen oder das Sehen. Jede Art schlechten Sehens entsteht durch Anstrengung. So ist es zu erklären, daß der kurzsichtige Mensch, der etwa ein Straßenschild zu entziffern sucht, es um so weniger zu erkennen vermag und ein um so stärkeres Ermüden und Unbehagen empfindet, je mehr er sich dabei anstrengt; das nämliche ist der Fall beim weitsichtigen Menschen, der auf diese Weise Kleindruck zu lesen versucht.

Gemütserregungen wie Sorge, Trauer, Ärger, Angst oder Langeweile – ja, auch die Langeweile zählt zu diesen – haben einen beträchtlichen Einfluß auf das Sehen, denn sie verursachen akute Nervenspannung und -belastung. Sowie jedoch diese Belastung abgeschafft wird, bessert sich das Sehen.

In den meisten Fällen ist es möglich, die Augen ohne eine Brille zum richtigen Sehen zu erziehen. Dies geschieht durch die Beseitigung der seelischen Spannungen, wobei die anomalen Nervenimpulse, die das Bild verzerren, durch normale ersetzt werden. Nur eine seelische Entspannung wird eine Befreiung vom Druck der seelischen Belastung ermöglichen. Solch eine Entspannung wird man am besten durch eine bestimmte Art physischer Übungen und geistiger Gymnastik erreichen. Eine systematische Durchführung dieser Übungen wird nicht nur Entscheidendes zur Wiederherstellung einer richtigen Augenfunktion und zu einem besseren Sehen beitragen, sondern auch ihre große Nützlichkeit in einer Besserung der allgemeinen Gesundheit erweisen.

Es ist aufschlußreich zu beobachten, wie sich das Sehen auf die Persönlichkeit auswirkt. Je mehr die Augen entspannt sind, desto gelöster und sympathischer wirkt der Mensch. Verkrampfungen und Belastungen übertragen sich, denn ihr Niederschlag auf den Gesichtszügen eines Menschen läßt eine Sphäre der Spannung entstehen. Wenn Sie erst einmal eine innere Entspannung erreicht haben und dann das Blut freien Lauf durch Augen und Kopf hat, dann verlieren sich auch bei Ihnen diese Anzeichen gespannter Gesichtsmuskeln. Die Augen öffnen sich weiter, ihre Farbe vertieft sich, sie bekommen Glanz und verlieren ihren starren fixierten Blick. Die Falten auf der Stirn und um den Mund verschwinden.

Eine Befreiung von solcher Spannung ist in Wirklichkeit eine Befreiung des persönlichen Wesens. Vor einiger Zeit sprach mir eine Mutter ihren Dank aus für das Aufblühen der Persönlichkeit ihrer Tochter, nachdem deren Sehkraft gebessert und sie ihrer Brille entwöhnt worden war.

Menschen, bei denen es ein Zeichen ihrer Augenspannung ist, wenn sie ständig einen sorgenvollen, gespannten Gesichtsausdruck haben, machen einen ganz anderen Eindruck, sobald sie das Geheimnis der Entspannung gelernt haben. Viele, die zuerst verschlossen und verkrampft waren, verwandeln sich und werden liebenswürdige Menschen, nachdem sie sich die Übungen zur täglichen Gewohnheit gemacht haben. Nehmen Sie also Ihre Entspannungsübungen ernst, ganz gleich, welche Anforderungen der Alltag sonst noch an Sie stellen mag. Nach einigen Wochen werden nicht nur die Augen, sondern der ganze Organismus ihren Nutzen davontragen.

Nervosität, Schlaflosigkeit, Müdigkeit und Reizbarkeit, welche alle der Daueranstrengung beim Sehen entspringen, haben unvermeidlich eine nachteilige Einwirkung auf den Charakter des Menschen. Spannung ist gleichbedeutend mit Energievergeudung, denn durch sie werden der Kraft die natürlichen Ausdrucksventile versperrt. Sie wird durch falsche Kanäle geschleust, findet keine konstruktive Anwendungsmöglichkeit und wirkt statt dessen zerstörend. Man hat geschätzt, daß achtzig Prozent der physischen Energie durch die Verkrampfung der Augen verlorengehen. Kein Wunder also, wenn eine neue und vitalere Persönlichkeit zum Vorschein kommt, sobald die Spannung gelöst ist.

Es scheint angebracht, hier ein Wort über die »glücklichen Blinden« zu sagen. Es ist bemerkenswert, daß man unter ihnen so selten von Gram zerfurchte Gesichter sieht. Sie leben scheinbar ohne Belastung, und es ist, als besäßen sie ungewöhnliche Fähigkeiten, um sich in ihrer dunklen Welt zurechtzufinden. Könnte es nicht sein, daß sie aus den achtzig Prozent des Energiefonds schöpfen, welche die große Mehrzahl von uns im Spannungszustand vergeudet? Es ist höchste Zeit zu erfahren, wie wir uns unsere Energie erhalten und uns produktiv nützlich machen können. In erneuter Daseinsfreude wird es sich reichlich bezahlt machen.

Spannung ist ein Zeichen dafür, daß der Mensch mit sich selbst und folglich auch mit seiner Umwelt uneins ist, denn keiner von uns wird imstande sein, harmonische Verbindungen mit anderen aufrechtzuerhalten, während er gleichzeitig mit sich selbst auf Kriegsfuß steht.

Meistens entgeht es den Menschen, daß eine Lösung von Spannung zugleich eine neuerschlossene Kraftquelle bedeutet. Es ist der entspannte Schwimmer, der die größte Entfernung zurücklegt, der entspannte Akrobat, der Leistungen physischer Ausdauer auf dem Trapez vorzaubert. Der Körper und somit sämtliche Organe sind nur dann leistungsfähig, wenn sie entspannt sind.

Der Sportler, der zu angestrengt arbeitet, fällt hinter anderen zurück. Seine Muskeln strengen sich zu sehr an, als daß sie eine zweckmäßige Leistung gestatten würden. Es ist das falsch verteilte Gewicht, unter dem die Muskeln zittern wie beim Schlagfluß und zum Schluß nachgeben müssen, während dasselbe Gewicht, richtig verteilt, mit Leichtigkeit und ohne unnütze Belastung getragen werden kann.

Ein Großteil der Energie, die man im Dienste des ganzen Körpers produktiv anwenden könnte, wird verbraucht durch das Angstgefühl, daß unsere Leistung ungenügend sein wird, daß wir die Prüfung nicht bestehen, das Interview nicht bewältigen, daß wir das Rennen nicht gewinnen können. Ebenso wirkt das Besorgtsein um unsere Gesundheit; es gibt den Anstoß zum Beginn des allgemeinen Verfalls der Gesundheit. Wir haben alle schon mit dem Menschen Bekanntschaft gemacht, der sich in dauerndem Alarmzustand befindet, der es mit einem freundlichen »Wie geht's?« sehr genau nimmt und bereitwilligst eine ausführliche Beschreibung seiner Krankheitssymptome gibt. Wir kennen den gespannten quälenden Ton, der seine Klage immer begleitet.

Wir ahnen das Vorhandensein beherrschter Kraft, wenn sie uns in einem Menschen begegnet. Oft wird es uns nicht einmal bewußt, welche Eigenschaft es ist, durch die wir von seiner Vertrauenswürdigkeit und Stärke überzeugt werden. »Hier«, sagen wir, »ist ein Mensch, der weiß, was er will!« Welches Talent oder Geschick, welche Zielstrebigkeit ein Mensch auch haben mag, wir bekommen einfach kein Vertrauen zu ihm, wenn wir an ihm eine Verkrampfung und verschlossene, gespannte Gesichtszüge bemerken.

Sehr oft ist die Verkrampfung, die eine Sehstörung auslöst, nur das Symbol einer psychischen Schwierigkeit, der Schlüssel zu einem

Komplex oder der unbewußte Ausdruck der Eigenschaften des Individuums.

Es würde zu weit führen, wollte man in diesem Buch innere Konflikte und Angstkomplexe, falsche soziale Anpassungen oder seelische Auflehnungen, durch die Ihre Verkrampfung möglicherweise verursacht wird, zu lösen versuchen. Das ist Sache des Psychoanalytikers oder ein Problem, das Sie allein zu lösen haben, wobei es unerläßlich sein wird, sich selbst mit gewissenhafter Aufrichtigkeit zu begegnen.

Es zeigt sich also, daß, wenn wir bei der Sehstörung lediglich den Brechungsfehler korrigieren, wir damit nicht die Störungsursache, die zugrunde liegende seelische Störung beseitigen, die den Menschen überhaupt erst dazu treibt, seinen persönlichen Wirkungskreis so unmäßig zu beschränken oder auszudehnen. So ergibt sich, daß nicht allein die Augen auf die Behandlung ansprechen, sondern der ganze Mensch.

Es genügt eben nicht, nur das Symptom zu behandeln, wie es schon zu lange in der Augentherapie geschieht. Kein fähiger Arzt behandelt einen Schmerz, ohne dessen verschiedene Entstehungsgründe in Betracht zu ziehen, deren eigentliche Ursache er herauszufinden und zu beheben sucht. Kopfschmerzen haben viele Entstehungsursachen, wie etwa schlechte Ausscheidung, eine plötzliche Aufregung und Nervenspannung oder -belastung. Der Arzt sucht nach der Ursache des Schmerzes. Der Augenspezialist verschreibt einfach eine Brille!

Wenn jemand an Schlaflosigkeit, an ständiger Ermattung, an Nervenspannung, an Reizbarkeit und infolgedessen auch an Augenanstrengung leidet, so raten ihm sogleich seine Familie und seine Freunde zum Kauf einer Brille. Aber keinem fällt es auf, daß sich *hinter* diesen Symptomen eine Ursache verbirgt.

Gerade wie Hautkrankheiten, Asthma, Heuschnupfen und Migräne, die eher auf eine seelische als auf eine physische Ursache schließen lassen, so sind auch viele Augenfehler eine Folge emotionaler oder seelischer Umstände, die oft schon in unserer Kindheit auf uns einwirkten. Speziell die Kurzsichtigkeit scheint eine Folge seelischer Spannungen und Belastungen der Pubertätszeit zu sein.

JOSEPHINE A. JACKSON erklärt in ihrem Buch »Unseren Nerven auf der Spur«: »Die Augenspannung ist eine weitere Folge von Muskelschwäche ... Die wirksamste Behandlung ... besteht in einem klugen Versuch, die Sache an der Wurzel zu fassen, indem man den gesamten psychischen Tonus steigert ... Eine normale Augenfunktion wird sich von selbst einstellen, sobald die allgemeine Gesundheit und das Wohlbefinden wiederhergestellt sind. Durch wiederholte Erfahrung bei nervösen Patienten hatte ich Gelegenheit festzustellen, daß es nur kurze Zeit dauert, bis sich bei Menschen, die monate- oder jahrelang nicht mehr lesen konnten, ihre frühere Fähigkeit wieder einstellt. Solch erstaunliche Wirkung haben seelische Kräfte.« Gleich zu Anfang muß Ihnen klarwerden, daß nicht Sie ein Opfer Ihres Augenzustandes, sondern vielmehr Ihre Augen das Opfer Ihrer seelischen Verfassung sind. Durch den Grad geistiger Wachsamkeit und Beharrlichkeit, mit dem Sie sich den Übungen widmen, sowie je nach der Stärke Ihres inneren Wunsches, wieder gut sehen zu können, werden Sie selbst bestimmen, inwieweit sich Ihr normales Sehvermögen wieder einstellt.

»Aber selbstverständlich will ich wieder richtig sehen können«, werden Sie einwenden.

Doch der Träumer – und es kann sein, daß Sie einer sind – ist ein Mensch, der in seinem tiefsten Innern lieber die Realität nicht sehen möchte und so Zuflucht zu Träumen nimmt; und in diesem Zustand entsteht im Auge eine Fehleinstellung, die tatsächlich dem Sehvermögen abträglich ist. Im allgemeinen fixiert ein Träumer mit starrendem Blick irgendeinen unbeweglichen Gegenstand; er verkrampft dadurch die Augenmuskeln, welche folglich überbelastet werden. Er ist kurzum ein Gewohnheitsstarrer. Schließen Sie während Ihres Tagträumens Ihre Augen und ruhen Sie sie aus.

> »Wie steht's mit Euch,
> daß Ihr so unverwandt ins Leere starrt?«

Während nun Träumen die Flucht vor der Realität bedeutet, bleibt doch das ärgste Hindernis zur Sichtverbesserung ein Laster, das von den meisten Menschen als schwache, negative Eigenschaft bezeichnet wird – die pure Faulheit. Die Faulheit ist es, der es zuviel Mühe macht, die alles auf morgen vertagt, die sich mit der Arbeit erst dann einverstanden erklärt, wenn sich eine passende Zeit dazu finden läßt, die im Augenblick zu müde ist, um auch nur den Gedanken daran aufkommen zu lassen. Die Faulheit ist ein tüchtiger Arbeiter in der Kunst der »Ausredenfabrikation«. Sie ist eine solche Macht, daß sie für unser Leben und Schicksal bestimmender wirkt als jeder andere Umstand. Sie ist es nicht einmal so sehr wegen dieser Geschicklichkeit in der Erfindung von Ausflüchten, sondern weil wir selbst mit der Zeit durch Gewohnheit, Wiederholung und

Selbstbetrug es soweit bringen, diesen Ausreden Glauben zu schenken.

In einem Buch können die Prinzipien aufgestellt und die fortschreitenden technischen Übungen beschrieben werden, ein Fachmann kann Ihnen genaue Anleitung zu den Übungen geben, doch auf die Dauer ist der Erfolg von Ihnen selbst abhängig. Weil das Problem mit Ihrem seelischen Zustand identisch ist, findet sich dort auch die Lösung. Ihre Konzentrationsfähigkeit wird von ausschlaggebender Bedeutung sein. Ein Wegweiser zeigt Ihnen nur den Weg – die Reise müssen Sie selbst machen. Niemand kann Sie tragen oder gegen Ihren Willen mitschleifen.

Durch die Entwicklung der Psychoanalyse und die Erkenntnis des Zusammenhangs, der zwischen Unterbewußtsein und Gesundheitszustand, dem Alltag, der Haltung und dem Standpunkt des Menschen besteht, haben wir gelernt – oft widerwillig uns gegen das Wissen sträubend –, bis zu welchem Grad jeder Mensch sich selbst der schlimmste Feind ist.

Wir haben erkannt, daß wir uns selbst weit öfters Schaden zufügen, als er von anderen an uns herangetragen wird. Selbst die scheinbar zufälligen Unfälle, die uns zustoßen – die Stürze, die Verkehrsunfälle, die geringen Verletzungen –, sind in ihrer überwältigenden Mehrzahl, vielleicht zu achtzig Prozent, die Auswirkung unserer eigenen Persönlichkeit. Diese Tatsache findet heute solch allgemeine Beachtung, daß Leute, deren Personalakten eine Unfallserie aufweisen, nicht ohne weiteres in der Industrie eine Arbeitsstelle finden werden.

Doch wissen wir auch, daß wir uns selbst die stärksten Verbündeten werden können. Der Durchschnittsmensch ist vorerst noch außerstande, mehr als einen Bruchteil seiner Energie, seiner latenten Fähigkeiten, seiner von ihm gänzlich ungeahnten, ihm unbekannten Kräfte zu realisieren. Es ist einfacher, sich auf andere zu verlassen, ist leichter, einen anderen oder die Umstände, gegen die wir machtlos sind, für unsere physischen Nachteile oder für die Lage, in der wir uns befinden, als Entschuldigung heranzuziehen.

Trotzdem haben wir aber die Möglichkeit, Herr über uns selbst zu werden. Die ganze Macht unseres Geistes und unserer Energie steht uns zur Verfügung, sobald wir sie gebrauchen wollen. Aber nicht durch eine gewaltige Willensanspannung, eine übermäßige Anstrengung ist diese Macht auszulösen, sondern einfach durch Entspannung!

Es ist von einiger Bedeutung, daß viele Symptome seelischer und nervöser Spannung, wie z. B. Migräne, Neuralgien und Schlaflosigkeit, durch die Anwendung derselben Entspannungsprinzipien geheilt werden, welche zur Erneuerung des Sehvermögens dienen. Vor einiger Zeit kam eine Frau zu mir, die an einem starken Schmerz an ihrer rechten Schläfe litt. Sie hatte hervorragende Kriegsdienstzeugnisse, war Ambulanzfahrerin im Gefecht gewesen und hatte ihren Nerven das Äußerste abverlangt, um durchhalten zu können. Ein Spezialist nach dem anderen hatte sie behandelt; einmal gegen schlechte Zähne, ein andermal gegen Neuralgien, dann gegen Stirnhöhlenkatarrh usw. Aber den Schmerz brachte man nicht weg. Nachdem sie die Grundsätze der Entspannung erlernt und die Übungen gemacht hatte, verlor sich der Schmerz und setzte auch nicht wieder ein. Ebenso besserte sich ihr Sehvermögen, das sich durch die Belastung verschlechtert hatte.

Viele Bücher sind neuerdings über das Thema der Entspannung geschrieben worden, doch erfassen sie das Problem nicht an seiner Wurzel; nicht Nervenspannung, sondern die seelische Spannung dahinter ist die Ursache der Verkrampfung. Weder die physische noch die nervliche Entspannung kann erreicht werden, solange die Art der Nervenimpulse dieser nicht entspricht. Erst nachdem sich die innere Ruhe einstellt, können sich die Nerven entspannen. *Wenn sich das Seelische entspannt hat, ist auch der Körper entspannt, und man sieht normal.*

Wie wahr das ist, zeigte sich in dem Fall einer Frau, die mit einem schweren Augenleiden, einer Pigmententartung der Netzhaut (Retinitis pigmentosa), zu mir kam. Sie hatte große Angst, völlig zu erblinden, da verschiedene Augenspezialisten ihr gesagt hatten, daß ihr nichts mehr helfen könne. Zur selben Zeit war sie in ärztlicher Behandlung wegen eines Herzleidens und hohen Blutdrucks.

Eines Morgens, während einer Behandlung, erlebte sie das kurze Aufblitzen ihrer normalen Sehkraft, und dieser Beweis, daß sie wirklich sehen konnte, heilte sie von ihrer Angst vor dem Erblinden. Daraufhin besserte sich ihr allgemeiner Gesundheitszustand so merklich, daß der Arzt, als sie wieder zur Untersuchung kam, sie erstaunt fragte, was sie gemacht habe – denn von ihrem Herzleiden war nichts mehr zu bemerken, und ihr Blutdruck war normal.

Jede Augenkrankheit bedeutet eine andere Art von Spannung, sei es Kurz- oder Weitsichtigkeit, sei es Doppelsichtigkeit oder die unterdrückte Sicht des einen Auges, seien es Schielaugen, sei es der »graue« oder der »grüne Star«.

Die seelische Gespanntheit hat unzählige Entstehungsursachen und ist die schwerste Belastung des heutigen Menschen, die stärkste Vernichtungskraft, die in unserer modernen Welt am Werk ist. Der Mensch ermüdet darunter rascher als bei der schwierigsten Arbeit. Es wäre vielleicht ganz gut, die allgemein verbreiteten Mißverständnisse um das Wesen der seelischen Gespanntheit hier aufzuklären.

Vor einiger Zeit kam eine junge Frau wegen einer Sehstörung zu mir. Ich erklärte ihr, daß die Ursache der Störung in ihrer seelischen Spannung liege.

»Aber das kann doch gar nicht sein«, widersprach sie mir. »Mein Mann und ich sind vollkommen glücklich!«

Die seelische Spannung hat unzählige Wurzeln: Ärger, Sorge, Angst, Kummer, Unentschlossenheit, Enttäuschung, Schockeinwirkungen aus der Kindheit und sogar die Langeweile. Nur eine Entspannung des Körpers und des Nervensystems durch das Seelische wird Sie davon befreien.

Vielleicht fragen Sie, warum die Entspannung von solcher Bedeutung für die Augen sei. Sind wir denn nicht entspannt, wenn wir schlafen? Trotzdem sind aber unsere Augen beim Erwachen oft noch genauso müde wie beim Zubettgehen.

Die Antwort darauf ist: *Der Schlaf entspannt die Augen nicht.* Wenn Ihre Augen beim Schlafengehen überlastet und gespannt waren, werden sie es sehr wahrscheinlich während des Schlafs noch mehr sein, wenn nichts getan wird, um sie vor dem Einschlafen zu entspannen. Erst wenn die innere Spannung gelöst ist, sind auch die Augen entspannt; es ist nicht unbedingt gesagt, daß im Schlaf ein entspannter seelischer Zustand herrscht. Jeder, der unter Alpträumen leidet oder auch nur lebhaft träumt, weiß, daß die geistigen Funktionen während des Schlafs nicht untätig bleiben. Das läßt sich auch bei Tieren feststellen. Betrachten Sie beispielsweise einen Hund, der zu Ihren Füßen schläft. Er bewegt seine Beine, als ob er liefe, und knurrt manchmal sogar dabei. Als kürzlich im New Yorker Madison Square Garden ein Zirkus gastierte, erzählte mir der Elefantenwärter, daß die lebhaften Träume dieser Tiere eines seiner größten Probleme seien. In der Nacht fährt plötzlich ein Elefant angstvoll trompetend empor und löst damit ein kreischendes Protestrufen aus.

Es ist nämlich wirklich so, daß Sie, wenn Ihre Augen vor dem Schlafengehen nicht entspannt sind, eher mit müden als mit erfrischten Augen und manchmal sogar mit starken Kopfschmerzen erwachen werden.

Im nächsten Kapitel untersuchen wir, wie sich die Entspannung zur

Schlaflosigkeit und zur Migräne verhält. Zuvor muß jedoch darauf hingewiesen werden, daß hier nicht beabsichtigt wird, einige schablonenhafte Übungen vorzuschreiben, die täglich innerhalb von Minuten zu absolvieren sind, während Sie in den restlichen vierundzwanzig Stunden des Tages Ihre alten Gewohnheiten beibehalten, in der Erwartung, daß ähnlich einer Zauberformel diese paar Minuten ihre Wirkung tun werden. Auch sollen die Übungen nicht als eine Hausarbeit aufgefaßt werden, die getan werden muß. Das Buch verfolgt den Zweck, das Sehen zunächst bewußt zu machen und Sie im richtigen Gebrauch der Augen zu unterweisen, um schädliche Gewohnheiten durch bewußte, richtige zu ersetzen, die ihrerseits mit der Zeit durch häufige Anwendung zur unbewußten Gewohnheit werden.

Die Entspannung ist das Wesentliche, und ohne sie ist alles andere zwecklos. Die Entspannung selbst ist eine Erlösung, ein Lösen von Schmerz und Verkrampfung, ein Auslösen von Energie und ein Entfalten der Persönlichkeit. Man sollte sie deshalb nicht mit grimmiger Entschlossenheit erzwingen wollen, sondern ihr gelöst und aufgeschlossen entgegengehen. »Die Lampe des Leibes ist das Auge«, wie es im Matthäus-Evangelium heißt; und das Licht zu erlangen ist ein freudiges Werk. Also heißt es, gelöst zu bleiben und die Dinge nicht zu schwer zu nehmen. Die wenigsten Menschen wissen zu leben, sind überhaupt imstande, das Gute aus sich oder aus ihrem Alter herauszuholen. Beobachten Sie die Menschen auf der Straße – straff, bedrückt, angespannt, besorgt, unglücklich. Sie reiben sich im wahrsten Sinne des Wortes auf.

Wenn Sie nun mit den Übungen beginnen, die auf den folgenden Seiten stehen, betrachten Sie sie ein wenig wie einen Spaß, denn, wie das Sprichwort sagt: »Frisch gewagt ist halb gewonnen!«

Der Schlaf

Es ist ein Hauptzweck aller Übungen dieses Buches, seelische Entspannung zu bewirken, die zur Lösung der Nervenspannung und folglich der Muskelspannung erforderlich ist. Sobald man das erreicht hat, sind auch die Augenstörungen behoben.

Nichts kann einen gespannten Menschen so in Wut versetzen wie die freundliche Aufforderung: »Geh doch nach Hause und entspanne dich mal!« Gereizt wird er entgegnen: »Wie soll ich mich denn entspannen? Hätte ich's nicht schon getan, wenn ich könnte!«

Der Durchschnittsmensch kann sich nicht entspannen. Oft ist er sich seines eigenen Spannungszustandes überhaupt nicht bewußt und bemerkt ihn erst, nachdem irgendeine Funktionsstörung des Körpers eintritt. Der Magen verkrampft sich, und ein nervöser Magen ist das Ergebnis. Dauert der nervöse Zustand an, so entstehen Magengeschwüre. Der Herzmuskel spannt sich; er wird belastet und ermüdet. Die häufigste Todesursache sind die Herzkrankheiten; dabei liegt die Ursache der meisten Herzerkrankungen in einer Verkrampfung, die durch das Erlernen der Entspannung vermieden werden könnte.

Sobald andere Ihren Spannungszustand bemerken, kommt jemand mit dem gutgemeinten Vorschlag: »Du mußt dich mal entspannen!« Sie probieren es. Vielleicht öffnen Sie die zur Faust geballte Hand und lassen die Arme locker hängen. »So«, erklären Sie, »jetzt bin ich entspannt.«

Doch sind jetzt noch Ihre Schultern gespannt, die Augenbrauen zusammengezogen, der Mund fest verschlossen; Ihre Füße stemmen sich gegen den Boden, der Nacken schmerzt, der Magen fühlt sich an, als wäre er verknotet, und Ihre Augen haben einen starren Blick.

Sie können sich erst körperlich entspannen, nachdem Sie seelisch entspannt sind, doch erreichen Sie das nicht durch den Versuch, an nichts zu denken, sondern indem Sie *einen einzigen Gedanken richtig denken.*

In eigener Erfahrung hat es sich wiederholt bestätigt, daß es für den einfachen Menschen schwierig ist, den Sinn dieser Worte zu begreifen. Seelische Entspannung, so glaubt er, bedeutet geistige Trägheit und Gedankenleere. Nichts wäre verfehlter! Durch das Denken steigert sich die Kapazität der geistigen Anlage, nur darf es nicht falsches Denken sein. Die Forschung konnte nachweisen, daß die Nervenzellen des Gehirns frühzeitig altern, wenn sie nicht durch ständigen Gebrauch aktiv gehalten werden.

Eines darf dabei nicht übersehen werden: Die Nervenzellen sind nicht fähig, sich zu regenerieren, wie das die Körperzellen können. Wenn daher eine Gruppe Nervenzellen im Gehirn untätig wird, dann wird es ebenfalls die Körperfunktion, für die diese Gruppe zuständig war.

Um es einfacher zu sagen: Das Gehirn, wie jedes andere Körperorgan, ist dazu da, um tätig zu sein. Schient man den Arm einige Wochen lang, so daß er unbeweglich bleibt, dann verlieren die Muskeln ihre Kraft; ebenso verhält es sich beim Gehirn. Es muß gebraucht und angeregt werden, um seine Nervenzellen jung und gesund zu erhalten.

Darüber wird später noch vieles zu sagen sein, da es das Kernstück unseres ganzen Themas ist. Hier aber handelt es sich um das Schreckgespenst aller nervösen Menschen – die Schlaflosigkeit.

In ihrem Buch »Physiologie und Anatomie« berichtet ESTHER M. GRIESHEIMER: »Durch Versuche, die man bei jungen Tieren anstellte, bestätigte sich, daß der Verlust von Schlaf sich zerstörender auswirkt als das Verhungern.« Sobald aber der an chronischer Schlaflosigkeit leidende Mensch entdeckt, daß seine Augen müde und überlastet sind und er folglich schlecht sieht, eilt er zum Augenarzt, der ihm die Brille verschreibt; er hat sich das »Mitgliedsabzeichen« der Schlechtsehenden erworben.

Man schätzt, daß fünfundzwanzig Millionen Amerikaner, oder jeder sechste, Brillen tragen. Daraus ist jedoch nicht zu schließen, obwohl es so scheinen mag, daß für das amerikanische Volk besser gesorgt wird. Die Verantwortung für diesen Zustand trägt größtenteils die Verkaufstechnik, der wir ausgesetzt sind: angefangen von der Plakatreklame in Form von Darstellung hübscher Mädchen, die angeblich nach Aufsetzen der Brille noch hübscher werden, bis hin zu Werbekampagnen unter Verwendung von Schlagworten wie z. B. »Sex with specks« (Sex durch Brille).

In seinem Buch »Licht, Sehvermögen und Sehen« erklärt MATTHEW LUCKIESH: »Mit unbewußter Ironie wird manchmal der wachsende Prozentsatz der Brillentragenden als Beweis dafür begrüßt, daß mehr Leute sich um ihre Augen kümmern.« Unser Opfer der Schlaflosigkeit hat dadurch, daß es versucht, seiner Augenermüdung durch die Brille abzuhelfen, die normalerweise vorübergehende Augenbelastung festgehalten. Nun sitzt ihm die Brille bis ans Ende seiner Tage auf, und er schläft ebensowenig wie zuvor.

Was verursacht Schlaflosigkeit? Wir selbst verursachen sie. Schlaflosigkeit ist absichtliches Wachbleiben, und der Bösewicht ist Ihr seelischer Zustand. Ob Sie die Nachtstunden für Ihre Wachträume reserviert haben, ob die Schlaflosigkeit durch Angst begründet ist oder ob sie nur eine schlechte Gewohnheit ist, die Sie sich zugelegt haben – sie wird in jedem Fall durch Ihren seelischen Zustand hervorgerufen.

Es ist nicht der Zweck dieses Buches, die versteckten Motive hinter Ihrem Verhalten zu analysieren. Für jeden Leser könnte und wird es wahrscheinlich einen anderen Grund geben. Es läßt sich jedoch mit ziemlicher Sicherheit behaupten, daß Sie, so sehr Sie sich auch dagegen sträuben mögen, an Ihrem Zustand nichts ändern werden, ohne die Tatsache Ihrer eigenen Verantwortung zu akzeptieren. Ein ehrlich gefaßter Entschluß, diesen Zustand zu überwinden und seinen Grund zu erkennen, ist der erste Schritt, um wieder zu Ihrem Schlaf zu gelangen und um eine schlechte Gewohnheit abzulegen. Die meisten unserer Gewohnheiten, von denen viele bereits derart verwurzelt sind, daß sie uns überhaupt nicht mehr auffallen, sind lediglich »Ticks«, die sich überwinden lassen, wenn wir uns dazu entschließen. Hinter fast jedem mißlungenen Versuch zur Besserung zeigt sich ein Mangel an wirklichem Wunsch zur Besserung.

»Wenn Sie wüßten, wie ich unter meinen Nerven zu leiden habe«, antworten Sie entrüstet. »Wenn Sie wüßten, was ich durchmache! Glauben Sie, ich kann etwas dafür?«

Nun, ehrlich gesagt, ja, das glaube ich. Ein nervöser Mensch hat keine kranken Nerven; er hat eine kranke Seele. Seine hilflosen Nerven übermitteln nur die Befehle, die er sendet; sie sind nicht daran schuld, wenn das Ergebnis unangenehm ist.

Wenn Sie abgeneigt sind, diesen Vorgang bei sich selbst zu beobachten oder einzugestehen, dann beobachten Sie ihn bei jemand anderem, z. B. bei einer Mutter, die den ganzen Tag auf ihre Kinder achtgeben muß. Die Kinder ärgern sie, ihre Nervosität steigert sich, so daß sie die Kuchenteigschüssel fallen läßt, Milch auf den frischgeputzten Teppich schüttet, Johnny eine Ohrfeige verabreicht und schließlich in Tränen ausbricht.

»Meine Nerven«, jammert sie.

Aber die Schwierigkeit liegt in ihrem seelischen Zustand, in ihrer Unfähigkeit, das zustande zu bringen, was »Hygiene des seelischen Gleichgewichts« genannt wird, in ihrer Unfähigkeit, die psychische Entspannung herbeizuführen, welche die physische Spannung lösen würde und wodurch endlich die armen, mißbrauchten Nerven der Last dieser Anklage enthoben wären.

Doch zurück zu unserem Thema. Im allgemeinen steckt hinter der Schlaflosigkeit, entweder bewußt oder unbewußt, irgendeine Angst. Manchmal ist es die im Unterbewußtsein wurzelnde Furcht vor dem Tode, die der Betreffende beim Einschlafen mit dem Schwinden des Bewußtseins verbindet. In Wirklichkeit bemüht er sich daher wachzubleiben, wenn er auch aufrichtig glaubt, schlafen zu wollen.

Die Leute staunen oft, wenn sie den wahren Grund ihrer Schlaflosigkeit entdecken. In vielen Fällen müssen sie die Ursache in ihrer Kindheit suchen. Bei manchen ist es die tiefverwurzelte Angst vor der Dunkelheit, die einem vergessenen Vorfall aus dieser Zeit entspringt. Vielleicht ist die Schlaflosigkeit auch einfach auf ihre Furcht vor dem Nichteinschlafenkönnen zurückzuführen.

In der Hetze des Arbeitstages wird manchmal ein Mensch viele halbgelöste Probleme mit sich herumtragen. Sobald er aber im Bett liegt, beginnt er darüber zu grübeln, obwohl er weiß, daß er zu abgespannt ist, um sie gründlich durchzudenken, und seine Urteilskraft unzuverlässig ist, wenn seine Energien erschöpft sind.

Wegen seiner Müdigkeit ist er den Problemen nicht mehr gewachsen. Da seine Energien vorübergehend vermindert sind, kommt er zu keinem Ergebnis und fühlt sich unfähig, die Aufgabe überhaupt bewältigen zu können. Alle Minderwertigkeitsgefühle, die er vor anderen und oft vor sich selbst so sorgfältig verbirgt, überfluten jetzt sein Bewußtsein und schüren unbegründete Angstgefühle:

> »Oder bei Nacht,
> wenn man sich irgendeine Angst einbildet.
> Wie leicht wird da ein Busch zum Bär!«

Doch manchmal ist es auch die Angst vor der Schlaflosigkeit selbst. Über den Schlaf bestehen eine Anzahl irrtümlicher Vorstellungen. Manche glauben, man müsse acht Stunden schlafen, um seine Gesundheit zu sichern, oder daß chronische Schlaflosigkeit zu Nervenstörungen und schließlich gar zum Wahnsinn führen kann. Das ist Unsinn.

Jeder von uns hat schon einmal zwangsläufig seinen Schlaf opfern müssen, vielleicht sogar in mehreren aufeinanderfolgenden Nächten, wegen eines Krankheitsfalles in der Familie, wegen der Erfüllung eines außergewöhnlichen Arbeitspensums oder infolge eines dringenden Notfalls. Wir waren danach erschöpft, wie die vorhin als Beispiel angeführten jungen Versuchstiere, erschöpft durch die erzwungene Schlaflosigkeit.

Wir irren, wenn wir unsere Abgespanntheit ausschließlich mit dem Schlafverlust, aber nicht mit dem zerstörenden Einfluß der Begleitumstände in Verbindung bringen. Man darf die Tatsache nicht übersehen, daß viele Menschen jahrelang an Schlaflosigkeit leiden, ohne gesundheitliche Störungen davonzutragen.

Nicht die Schlaflosigkeit ist es, die solchen Schaden stiftet, sondern die Angst, die wir vor ihr haben. So legt sich z. B. ein Mensch verkrampft und überanstrengt ins Bett, seufzend, daß er ja doch nicht werde einschlafen können. Mißlaunig liegt er eine Weile still, beginnt aber bald darauf unruhig zu werden und wirft sich von einer Seite auf die andere. Seine Gedanken schwirren wirr durcheinander – Bilder, Sorgen, Probleme, Ängste werden alle durch die verzerrte Perspektive gesehen, die infolge der Müdigkeit entsteht. Bald beginnt er sich darüber aufzuregen.

»Morgen bin ich vollkommen erledigt ... Wie soll ich arbeiten, wenn ich so müde bin ... Ich werde ein Wrack sein ... Warum kann ich bloß nicht schlafen? ...«

Er wirft sich hin und her, bearbeitet sein Kissen und durchwühlt sein Bettzeug. Schließlich macht er Licht, und sein Wecker zeigt ihm, daß inzwischen drei Stunden vergangen sind, ohne daß er auch nur eine Minute geschlafen hat![3]

Auf diese Art wird jeder nach einigen Stunden erschöpft sein. Wenn dann dieses Opfer der Schlaflosigkeit morgens aus dem Bett kriecht, noch mehr angespannt als vor dem Schlafengehen, denkt es mit Duldermiene und einer Art morbider Genugtuung: »Ich wußte, daß ich mich heute so fühlen würde.«

Wenn auch Sie eines dieser Opfer sind, dann achten Sie einmal darauf, wie oft Sie sich zu Bemerkungen verleiten lassen wie: »Kein Auge habe ich zugetan ... Vier Uhr war's, als ich endlich eingeschlafen bin ... Die ganze Nacht lag ich da und konnte nicht schlafen ...«

Aus irgendeinem Grund erfüllt nämlich die Schlaflosigkeit diese Menschen mit einem düsteren Stolz. Sie haben eine Vorliebe dafür, andere in die Einzelheiten ihres Gebrechens einzuweihen, und sie

[3] Sogar der an chronischer Schlaflosigkeit Leidende bekommt aber mehr Schlaf, als er glaubt. Da er in Abständen erwacht, bemerkt er nicht, daß er inzwischen geschlafen hat. Es ist interessant festzustellen, wieviel Lärm diejenigen, welche niemals ein Auge schließen, überhören, während andere davon im Hause aufgeweckt werden.

sind überzeugt, daß dieses Thema imstande ist, dieselbe faszinierende Wirkung auf Familie, Freunde und Mitarbeiter auszuüben wie auf sie selbst.

Haben Sie diese Eigenschaft an sich entdeckt, dann leisten Sie einen feierlichen Eid darauf – ob Sie nun acht oder eine Stunde schlafen –, keinem anderen davon Mitteilung zu machen.

Die Liebe, so sagt man, wächst nur, wenn sie entsprechend genährt wird; und die Schlaflosigkeit wächst durch das Reden über sie. Es kommt vor, daß manchmal ein Nichtschläfer zum Tiefschläfer wird, einfach weil er sich nicht mehr das Vergnügen gestattet, seine schlaflosen Nächte zu erwähnen.

Die bei Schlaflosigkeit entstehende Nervosität ist keine Folge fehlenden Schlafes; sie erwächst aus der Angst vor dem Wachbleiben, aus der Muskelverkrampfung, den Spannungen und den Sorgen. Der seelisch und physisch entspannte Mensch, der die Nachtstunden ruhig liegend vergehen läßt, erneuert seine Energien in fast demselben Maß wie der Tiefschläfer.

Wenn Sie schlafen gehen, sagen Sie sich folgendes: »Es ist ganz ohne Bedeutung, ob ich schlafe oder nicht. Darüber mache ich mir keine Gedanken. Jedenfalls ist es jetzt Zeit, mich auszuruhen. Ich werde ruhig liegen und mich nicht mit Dingen beschäftigen, die mich ärgern oder mir Sorge machen. An Freundliches, Beruhigendes werde ich denken, an Stunden, in denen ich am glücklichsten war, und mich so ganz natürlich bis zum Morgen erfrischen lassen.« Es ist wahrscheinlich, daß Sie daraufhin auch einschlafen. Doch ob Sie schlafen oder nicht: am Morgen werden Sie ausgeruht aufstehen und den Anforderungen des Tages gewachsen sein.

Sie müssen sich nur einmal klarmachen, daß Sie mit jeder unruhigen Körperbewegung gerade das tun, was Sie wachhalten und ermüden wird, um die Sinnlosigkeit solcher Verhaltensweise zu erkennen. Denn Schlaf erobern Sie nicht im Sturm; er will gelockt sein.

»Geben Sie mir doch etwas zum Einschlafen«, bitten Sie den Arzt. Manchmal gibt er nach und verschreibt Ihnen irgendein Schlafmittel. Natürlich ändert sich damit nichts an der Schlaflosigkeit, denn die Ursache ist nicht behoben. Ihr Ursprung ist seelischer Natur, und diesem Umstand muß das Heilmittel entsprechen. Das Schlafmittel löscht einfach das Bewußtsein. Wenn es weiterhin wirksam bleiben soll, müssen Sie es in immer stärkerer Dosierung einnehmen, aber dadurch schädigen Sie die Nervenzellen des Gehirns, die nicht mehr ersetzt werden können.

Noch eine Ursache der Schlaflosigkeit ist das Zubettgehen, wenn man »zu müde ist, um schlafen zu können«. Der Schlaf entspannt nicht. Die Entspannung geht dem Schlaf voraus. Viele Leute sind irrtümlicherweise der Meinung, daß sich Schlaf durch ermüdende Gymnastik vor dem Zubettgehen erzwingen läßt. Aber gerade das Gegenteil ist der Fall; sie führt nur zu gesteigertem Wachsein. Angestrengte Tätigkeit am Abend überreizt das Herz und bewirkt lediglich eine noch größere Müdigkeit.

Gewöhnlich lassen sich die Menschen einfach ins Bett fallen, ohne die nötige seelische und physische Vorbereitung, die zum guten Schlaf erforderlich ist. Wie der Magen vor dem Essen einige Minuten Ruhe braucht, haben auch die Augen vor dem Zubettgehen eine kurze Entspannungszeit nötig.

Tägliches Anstarren von Zahlenreihen oder das Zusammensetzen mechanischer Teile bei künstlichem Licht, vielstündige Laborarbeit oder das zermürbende Studieren statistischer Tabellen würden selbst bei gesunden Augen zu Belastungen und Überanstrengungen führen. *Der Schlaf entspannt die Augen nicht!* Wenn nicht die Augen vor dem Einschlafen entspannt sind, werden sie im Schlaf noch mehr gestrafft und erschöpft. Beim Starren spannen sich die sechs Muskeln des Augapfels, und es kommt zur Augenbelastung. Ebenso wie im wachen Zustand können die Augen auch während des Schlafs zu starren beginnen. Deshalb also ist es wichtig, die Augen vor dem Schlafengehen zu entspannen. Auch trägt es dazu bei, die seelische und physische Verkrampfung zu lösen, wonach sich der Schlaf, tiefer und wirksamer als vorher, wieder einstellt. Diese wenigen Minuten zur Vorbereitung lohnen sich und sind eine Kleinigkeit, verglichen mit den Stunden ruhelosen Wachliegens.

Fast alle, die an Schlaflosigkeit leiden, lesen gern im Bett. »Ich werde lesen, bis ich einschlafe«, sagen sie sich. Es gibt nur wenig, das eine nachteiligere Wirkung haben könnte. Man geht zu Bett, um zu schlafen, aber nicht, um zu lesen! Wer mit einem Buch zu Bett geht, hat es darauf abgesehen wachzubleiben und nicht einzuschlafen. Auch werden dabei die Augen übermüdet. Können Sie es aber gar nicht lassen, dann stehen Sie nochmals auf und machen Sie, bevor Sie das Licht löschen, fünf Minuten lang das »lange Schwingen« (Seite 55–59).

Die Schlaflosigkeit, wie schon erwähnt wurde, erwächst aus der seelischen Spannung. Jeder Augenbelastung liegt eine andere Art dieser Spannung zugrunde, und die, durch welche die Übersichtigkeit verursacht wird, ist eng verbunden mit der Schlaflosigkeit.

Statt also im Zustand der Angst und Beklemmung auf Ihren Schlaf zu lauern, wenden Sie Ihre Gedanken von solch negativen Empfindungen ab, und benützen Sie diese konstruktiv zur Anregung einer tiefen Atmung und zur Entspannung Ihrer Augen. Als RUSKIN sagte: »Macht euch ein Nest aus freundlichen Gedanken«, da berührte er das Geheimnis vom gesunden Schlaf.

Die psychologische Seite des Schlafs hat ziemliche Beachtung gefunden, da die Ursache der Augenbelastung, der Nervenspannung und der Schlaflosigkeit zu neunzig Prozent seelischer Natur ist. Das »lange Schwingen« ist jedoch eine physische Übung, welche die Augen entspannt und ganz allgemein den Körper von Verkrampfungen befreit. Diese Übung sollte allabendlich vor dem Schlafengehen ausgeführt werden.

Machen Sie fünf Minuten lang das »lange Schwingen«, und gehen Sie dann zu Bett. Denken Sie daran, daß es im Grunde unwichtig ist, ob Sie schlafen oder nicht. Sobald Sie das einsehen, werden Sie schlafen.

Methoden zur Entspannung der Augen

Eine der ersten Fragen, die jeder stellt, ist: »Wie lange wird es dauern, bis sich mein Sehen bessert?« Da die Antwort auf diese Frage von einer Reihe von Faktoren abhängt – z. B. von der Schwere der Augenerkrankung, von Ihrer Fähigkeit, vollkommene Entspannung und geistige Konzentration zu erreichen, von der Regelmäßigkeit, mit der Sie Ihre Übungen absolvieren –, kann dafür keine bestimmte Zeitdauer festgelegt werden. Jeder Fachmann dieser Methode kennt sowohl Fälle, bei denen sich der Sehfehler in einer einzigen Stunde korrigieren ließ, als auch andere Fälle, bei denen Monate geduldiger Arbeit erforderlich waren, um das Ziel zu erreichen.

Je mehr sich unser Wissen um die psychischen Vorgänge im Menschen vertieft, desto kürzer wird auch die Dauer der Behandlung. Im Grunde genommen liegt das bei Ihnen. In vielen Fällen wird das kurze Aufblitzen der normalen Sehkraft schon am Anfang erreicht. Unsere Aufgabe ist es, diese flüchtige Erscheinung bestandfähiger zu machen. Nichts hilft dabei so sehr wie dieser erste Beweis des vorhandenen, vollen Sehvermögens. Sobald Sie das selbst einmal erlebt haben, werden Sie die Übungen mit um so größerer Entschlossenheit durchführen.

Und Ihre Brille?

Was soll nun mit der Brille geschehen? Ihre Brille sollten Sie ablegen und künftig so wenig wie möglich benutzen. Die Brille gleich am ersten Tag endgültig abzulegen, bringt Ihnen rascheren Erfolg, als sie nur während der Übungen abzunehmen, doch bei der Arbeit wieder zu tragen. Sobald Sie eine Brille tragen, wird der Brechungsfehler, den die Linsen auszugleichen haben, wieder von neuem hergestellt. Sind Sie aber zu vielstündiger, dicht vor den Augen zu verrichtender Arbeit gezwungen und an Ihre Brille schon jahrelang gewöhnt, dann fällt es Ihnen vielleicht schwer, sie gleich zu Anfang ganz abzulegen. Es hat keinen Sinn, die Sache zu übertreiben. Besser ist es in diesem Fall, die Brille bei jeder sich bietenden Gelegenheit abzunehmen. Der Tag, an dem Sie sie zum letzten Mal benützen werden, erwartet Sie vielleicht weit früher, als Sie heute glauben. In manchen Fällen genügen ein paar Tage, in anderen dauert es einige Wochen und in schweren Fällen noch länger. Letzten Endes hängt das wiederum ganz von Ihnen ab.

Sie machen den größten Fehler, wenn Sie sich sagen: »Um meine Brille abzulegen und mit dieser Arbeit zu beginnen, werde ich bis zum Urlaub warten – bis ich weniger zu tun habe – bis ich mehr Freizeit habe – oder bis zu irgendeinem anderen Zeitpunkt in unbestimmter Zukunft.«

Denn wir leben immer nur heute, niemals morgen. Nur im gegenwärtigen Augenblick ist Zeit von Wert – nur *jetzt*. Je früher der Augenfehler behoben wird, desto einfacher läßt er sich behandeln. Morgen – oder nächsten Monat – oder erst nächstes Jahr wird es nur schwieriger sein. Bei keinem hat sich noch das Sehvermögen erst »morgen« gebessert.

Menschen sind oft ängstlich beim Ablegen ihrer Brillen.

»Ich weiß nicht«, spricht die ängstliche Seele, »ob ich mich wirklich damit abfinden könnte, ohne Brille zu sein.«

Das ist aber ein weit geringeres Übel, als sich erst an sie zu gewöhnen. Für keinen, der einmal Wochen durchlitten hat, um sich an die Begleitumstände zu gewöhnen – an Bifokallinsen, an das Geblendetwerden bei starkem Licht oder an die Trübung durch Staub und Feuchtigkeit –, kann es schwer sein, sich auf ein Befreitsein von der Brille umzustellen.

Die schwierigste Probe haben Sie im Verlauf der ersten zwei Wochen zu bestehen. Es ist die Zeit, in der Sie sich nach mehrjährigem Brillentragen endgültig dazu entschließen, sie abzulegen. Die einfachste Handlung wird Ihnen kompliziert erscheinen. Selbst das Aus- und Anziehen wird problematisch. Man ist wie ein Mensch, dessen Bein vom Gipsverband befreit wurde und der jetzt das Laufen probiert. Muskeln, die bisher ihre Stützfunktion dem Verband überließen, müssen wieder zu ihrem Zweck erzogen werden. Der einfache Schritt wird zum Wagnis. Man ist sich jeder Bewegung bewußt und fragt sich immer wieder: »Soll ich es riskieren? . . . Werde ich auch so weit gehen können? . . . Werde ich nicht fallen, gegen einen Tisch stoßen oder das schwache Bein überlasten?«

Die Hauptsache ist natürlich, daß irgendwann einmal der Anfang gemacht wird. Außerdem bildet man sich auch die meisten Schwierigkeiten nur ein. Man hat Bedenken gegen etwas, das einem so neu und gewagt vorkommt. Allmählich und in dem Maß wie Ihr Sehvermögen wächst, bekommen Sie auch neue Lebenslust. Mit jedem Tag leisten Sie Neues. Ihre Welt, die, wenn Sie zu den Kurzsichtigen gehören, zusammengeschrumpft war, beginnt sich nach und nach wieder zu weiten. Schilder, die für Sie verschwommen waren, werden lesbar; Gesichter lassen sich erkennen, und der Gehweg hört auf, ein Hindernis statt sicherer Weg zu sein. Oder es werden, wenn Sie weitsichtig sind, die Überschriften der Zeitungen und Illustrierten besser zu sehen sein, und ein Buch können Sie in normalem Abstand lesen.

Das zu erlernen, was ALDOUS HUXLEY die »Kunst des Sehens« nennt, ist ein frohes und erhebendes Erlebnis, daher sollte man die Übungen nur in heiterer Stimmung vornehmen. Die Langeweile ist, wie gesagt, eine Art Belastung; bleiben Sie bei den Übungen wachsam und konzentriert und gehen Sie niemals an sie heran wie ein mürrisches Kind, das gezwungen wird, langweilige Tonleitern auf dem Klavier zu üben.

Lassen Sie nicht nach! Verabreden Sie die Zeit der täglichen Übungen mit sich selbst und halten Sie dann diesen Termin ein. Es ist eine Binsenweisheit, daß nur die beschäftigten Menschen Zeit haben. Die Welt ist voller noch ungeschriebener Bücher, ungemalter Gemälde und unerprobter Ideen, die alle darauf warten, daß jemand für sie Zeit hat – und die deshalb verlorengehen. Denn derjenige, dem ernstlich daran gelegen ist, etwas zu erreichen, wird immer auch die Zeit dazu finden.

Wenn Sie ein geselliger Mensch sind, der ungern allein arbeitet, dann finden sich vielleicht Familienangehörige – oder ein Freund, der augenleidend ist –, die mit Ihnen die Übungen gemeinsam machen. So wird die Übungszeit unterhaltsam, und Sie befreien sich allmählich aus Ihrem nervösen Spannungszustand. Müde Augen fühlen sich bald leicht und frei, als wären sie schwerelos.

Es ist stets zu beachten, daß es der Zweck jeder einzelnen dieser Übungen ist, die Spannung zu lösen. Erst nachdem das erreicht ist, können die Augen zum besseren Sehen erzogen werden. Deshalb ist Ihre persönliche Einstellung bei der Ausführung der Übungen von so großer Bedeutung. In heiterer Stimmung durchgeführt, nützen sie am meisten.

Das Sonnen

Wie fangen wir an? Wir beginnen damit, die Augen so vollständig wie möglich zu entspannen. Getreu unserem Vorsatz werden wir uns keine Mühe geben, um zu sehen. Wir werden das Sehen einfach in den Augen entstehen lassen, so wie es immer geschieht, wenn die Augen und das Seelische entspannt sind.

Der erste Schritt zur Augenentspannung ist das »Sonnen«. Im Idealfall wird diese Übung im Freien ausgeführt oder wenigstens an einem Fenster, das den direkten Blick in die Sonne gestattet. Falls Ihre Wohnung auf der Nordseite liegt oder Sie in einem wenig sonnigen Klima leben, können Sie das Sonnenlicht mit einer 150-Watt-Glühbirne ersetzen. Wenn Sie die Glühbirne statt der direkten Sonnenstrahlen benützen, dann setzen Sie sich in einem Abstand von etwa zwei Metern davor.

Im Gegensatz zur allgemeinen Überzeugung haben Sonnenstrahlen bei Augenfehlern eine große Heilwirkung. *Die Augen arbeiten nur bei Licht.* Nicht das Licht, sondern die Dunkelheit schadet dem Sehen. In den letzten Jahren ist es Mode geworden, dunkle Brillen über die Augen zu »stülpen«, sobald man auf die Straße geht – als ob Menschenaugen wie die des Maulwurfs für das Wühlen unter der Erde konstruiert wären.

Viele nervöse Menschen und besonders solche, die unter Weitsichtigkeit leiden, scheuen das Licht. In manchen Fällen ist solche Lichtscheu mit Schmerzen verbunden, doch die Sonnenbehandlung löst diesen Zustand. Wenn wir bedenken, daß der Mensch in seinem ursprünglich wilden Zustand an viel höhere Lichtstärken gewöhnt war als die, bei denen er heute in den Wohnräumen seine Arbeit verrichtet, scheint es kein geringes Wunder, wenn er überhaupt noch etwas sieht.

Der ständige Aufenthalt in dunklen Räumen gilt als Ursache von Hornhauttrübung. Krankhafte Lichtscheu, bei der die Augen mit einer dunklen Brille verdeckt werden, schadet mehr als sie hilft, weil dadurch die Augen willkürlich in unnatürliche Umstände versetzt werden.

Als ein bekannter Wiener Augenarzt auf seiner ersten Amerikareise so viele Menschen mit dunklen Brillen umhergehen sah, war er entsetzt. Er sagte: »Wenn diese Mode weiterhin Schule macht, werdet ihr eine Nation von Blinden sein.«

Die Zahl der jährlich in den USA verkauften Brillenexemplare wird auf vierzig Millionen geschätzt. Größtenteils werden diese mit Rücksicht auf Preis, Form und Tönung der Linsen gekauft; ihr Einfluß auf das Sehen findet wenig Beachtung.

Sollten Sie zu den Menschen gehören, die sich an sonnigen Tagen immer hinter ihrer dunklen Brille verschanzen, so wird für Sie die wohltuende Wirkung der Sonnenbehandlung ein Erlebnis sein. Die Sonne ist für das Auge, was Luft für die Lunge ist. Eine Frau, die gegen direkte Sonnenbestrahlung stets mißtrauisch gewesen war, sagte mir, daß sie jetzt morgens gar nicht erwarten kann, an die Sonne zu kommen, wo ihre Augen die Strahlen »aufsaugen« wie ein Schwamm. Ein Mann, der vom »grauen Star« wieder gesundet war, ging nach Atlantic City, wo die Sonne ganz besonders intensiv ist. Er hatte lange eine dunkle Brille getragen und scheute daher zuerst die Helligkeit. Nachdem er das »Sonnen« einige Tage geübt hatte, machte ihm das Licht keinerlei Schwierigkeiten mehr, und bei allgemeinem Wohlbefinden erlebte er eine merkliche Besserung seines Sehvermögens.

Während des Krieges hatte ich den Fall eines jungen Marineleutnants, der ebenfalls sehr lichtscheu war. Für einen Mann, dessen Arbeit ihn zwang, täglich im Freien zu sein, dem prallen, gleißenden Sonnenlicht auf dem Wasser ausgesetzt, bedeutete das eine Qual. Bis zum Tag seiner Anwerbung bei der Marine war ihm selbst die Helligkeit eines sonnigen Zimmers unerträglich gewesen.

»Dunkle Brillen brauchen Sie keine«, sagte ich ihm, »sondern Licht und noch mehr Licht.« Nach mehreren Sonnenbehandlungen war seine Lichtscheu verschwunden.

Eine Ursache dieser Lichtscheu und des wachsenden Glaubens an die Schädlichkeit des Lichts ergibt sich daraus, daß Menschen mit gespannten Augen physisches Unbehagen beim raschen Wechsel von Licht und Dunkel empfinden. Diese Menschen kennen das unangenehme Gefühl, das sie befällt, wenn sie eine hellerleuchtete Straße verlassen, um sich in der stygischen Finsternis eines Kinos ihren Platz zu ertasten; sie kennen das Unbehagen, das sie überkommt, wenn sie plötzlich aus einem dunklen Raum in ein sonnenhelles Zimmer geraten.

Voreilig brandmarken sie dann das Licht als etwas Gefährliches. Die eigentliche Schwierigkeit liegt darin, daß der Lichtwechsel zu plötzlich erfolgt, um den verkrampften Augen eine rechtzeitige Umstellung zu gewähren. Dieses Unbehagen läßt sich zum großen Teil vermeiden, wenn der Übergang weniger rasch geschieht. Es braucht etwas Zeit, bis sich die Regenbogenhaut auf die effektive Lichtstärke eingestellt hat. Bei starkem Licht zieht sich die Regenbogenhaut bis auf Nadelspitzengröße zusammen, während sie sich bei schwächerem Licht weitet, um ein größeres Lichtquantum aufzunehmen. Es ist also ein Beweis der Augenverkrampfung, wenn Sie durch starkes Licht irritiert werden. Versuchen Sie aber nicht, diesen Zustand durch dunkle Brillen zu beheben, denn es entstehen dadurch lediglich weitere Augenschwächen und -störungen. Machen Sie das »Sonnen«, um die Ursache Ihrer Verkrampfung zu beseitigen.

Diese Übung unterliegt natürlich auch dem Mißbrauch und der falschen Anwendung. Wenn Sie jedoch die Anweisungen genau befolgen, dann haben Sie nur Nutzen davon. Wir wollen deshalb mit Bedacht an diese Übungen herangehen und nichts übertreiben. Zwei Regeln sind zu beachten:

1. Sonnen Sie niemals beide Augen zusammen! Jedes Auge wird für sich gesonnt und das andere jeweils mit der Handfläche bedeckt.
2. Starren Sie niemals in die Sonne oder in das elektrische Licht!

Übung

Setzen Sie sich bequem und aufrecht auf einen gradlehnigen Stuhl, die Füße flach auf dem Boden (keine übereinandergeschlagene Beine oder Füße), die Hände liegen im Schoß.

Schließen Sie jetzt die Augen. Die Lider lassen Sie wie von selbst zufallen; sie werden nicht zugedrückt, und es sollen sich dabei auch keine Stirnrunzeln bilden. Mit leicht geschlossenen Augenlidern, das Gesicht der Sonne zugewandt, bewegen Sie den Kopf waagrecht in einer zehn Zentimeter großen Pendelbewegung langsam und gleichmäßig hin und her. Dieses rhythmische Schwingen ist etwa dreißigmal in der Minute auszuführen.

Sie fühlen bei dieser Bewegung die Sonnenwärme auf den Augenlidern. Sie spüren, wie sich die Gespanntheit löst, wie Ihre geschlossenen Augen im Sonnenlicht gebadet werden. Stellen Sie sich nun während dieses sanften Schwingens vor, daß sich die Sonne entgegengesetzt zu Ihrer jeweiligen Schwungrichtung bewegt. Beim Schwung nach rechts schwingt also die Sonne nach links. Hinter den geschlossenen Lidern bleiben Ihre Augen dadurch beweglich; das Starren wird verhütet (denn geschlossen können die Augen ebenso starren wie im Schlaf) und das Licht gleichmäßig über die Netzhaut-

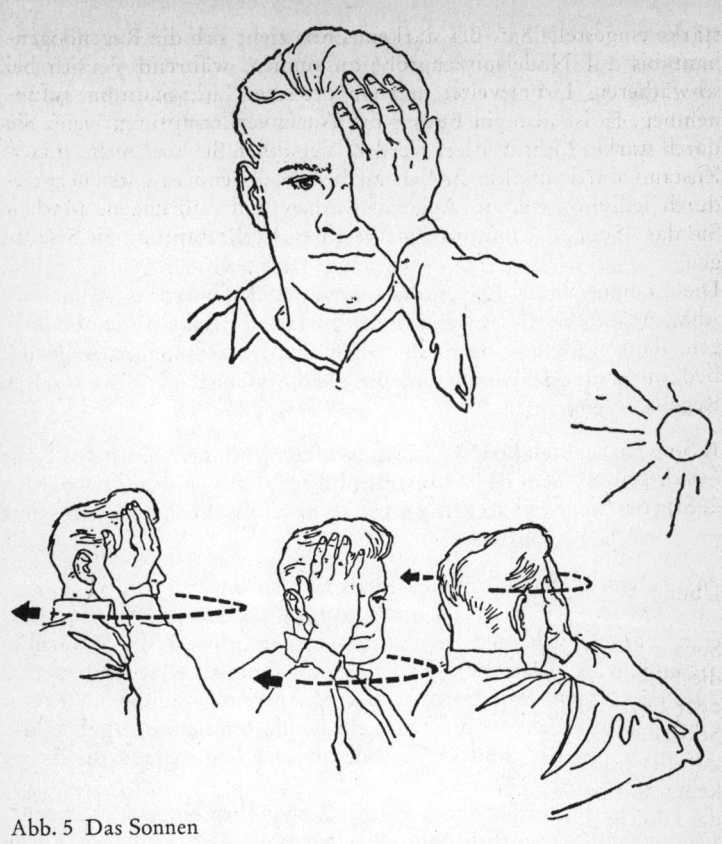

Abb. 5 Das Sonnen

fläche verteilt. Durch das rhythmische Schwingen fühlen Sie sich bald ausgeruht, frei und gelöst.

Bedecken Sie nach einigen Minuten mit der Handfläche das eine Auge. Dabei liegt die Handwurzel auf dem Backenknochen, und die Finger reichen bis über die Stirn hinaus. Die Hand wird hohl aufgelegt, um das Auge nicht zu berühren. Es ist wichtig, daß die Handfläche – nicht die Finger – über dem Auge liegt. Mit ihren Tausenden von Nervenzentren besitzt sie schon an sich eine Heilwirkung, welche die Finger nicht haben.

Setzen Sie die seitliche Kopfbewegung fort, und öffnen Sie dabei rasch blinzelnd beide Augen. Auch das bedeckte Auge muß offen sein. Die Augen entspannt, richten Sie Ihren Blick auf die Sonne. Die waagrechte Schwungbewegung ist jetzt ausladender und führt von einer Schulter zur anderen; der Blick ruht dabei auf einer gedachten Linie, die die Sonne durchläuft. Setzen Sie dabei das Blinzeln fort!

Wenn Ihnen die Lichtstärke unerträglich wird, beginnen Sie auf einer gedachten Linie, die weit genug unterhalb der Sonne liegt, so daß unangenehme Empfindungen vermieden werden. Allmählich heben Sie dann die Augen wieder zur Sonne. Sobald Sie auf diese Art zehn Schwünge gemacht haben, wird das gesonnte Auge mit der einen Hand bedeckt und die gleiche Übung mit dem anderen Auge vorgenommen.

Wenn Sie das elektrische Licht benützen, können Sie jedes Auge zwanzigmal durch den Lichtstrahl führen; nach einiger Zeit werden das beide Augen gleichzeitig ausführen, sofern die Augen dem nicht widerstreben (Abb. 5).

Es ist Zeit, die Sonne von neuem als Lichtspender zu entdecken, Zeit zu erkennen, wie dringend unsere Augen das Sonnenlicht brauchen. Jahrzehntelang benützt man schon in der Schweiz die Sonnenbestrahlung als Therapie gegen die Tuberkulose. Klar und gesund sind die Augen der Matrosen, der Männer, die ständig im Freien sind. Wäre es nicht verblüffend, ein Kind vom Lande zu sehen, das sich nach Art der Stadtkinder mit dunkler Brille gegen die Sonne schützt?

Pferde, die früher bei der Arbeit in Bergwerken eingesetzt wurden, erblindeten bekanntlich nach einer gewissen Zeit, weil ihre Augen kein Licht mehr bekamen. Laßt uns die Sonnenbrillen ablegen und das Licht, ohne das es kein Sehen gibt, willkommen heißen!

Das Palmieren

Der nächste Schritt ist das »Palmieren«. Richtig ausgeführt, hat das »Sonnen« das Auge erwärmt, die Netzhautnerven angeregt und die Durchblutung in diesem gefäßreichen Organ gesteigert.

Palmieren Sie immer, nachdem Sie gesonnt haben. Das »Palmieren« ist eine der erfolgreichsten Methoden zur Entspannung aller Sinnesnerven und zur Befreiung aus der seelischen und physischen Belastung. Eine häufige Anwendung ist jedem zu empfehlen, der an Augenstörungen leidet. Es verringert die Müdigkeit und befähigt die Augen zu länger anhaltendem, besserem Sehen.

Übung

Beide Hände werden schalenförmig über die Augen gelegt; die Handwurzeln liegen auf den Backenknochen und die Finger überlagern sich auf der Stirn. Achten Sie stets darauf, daß die Handflächen nie das Auge berühren. Sobald kein Licht mehr durchdringt, schließen Sie leicht die Augen und prüfen dabei die Entspanntheit von Augenlidern, Augenbrauen und Fingern. Setzen Sie sich so, daß die Ellenbogen durch ein Keilkissen in ihrem Schoß gestützt werden können. Rücken und Kopf werden gerade gehalten. Sie selbst sitzen bequem und entspannt. Beugen Sie nicht den Kopf nach vorn. Wenn die Hände nicht ganz bis zum Kopf reichen, beugen Sie lieber den ganzen Oberkörper. Das »Palmieren« nützt wenig, wenn der Körper steif ist und Sie sich dabei unbehaglich fühlen.
Wenn Sie »Palmieren« liegend ausführen, stecken Sie ein kleines Kissen unter jeden Ellenbogen. Diese Übung kann auch an einem Tisch gemacht werden: Die Ellenbogen werden, mit oder ohne Kissen, auf der Tischfläche aufgestützt. Achten Sie auch hier darauf, daß Rücken und Nacken eine Linie bilden.
Wenn das »Palmieren« erfolgreich ist, empfinden Sie samtartige Schwärze, wobei Sie weder eine Farbe, noch ein Grau, noch Bilder sehen. Die Tiefe des Schwarz, das Sie sehen, entspricht dem Druckmesser einer Dampfmaschine. Sie zeigt den Grad Ihrer Entspannung an. Das »Sonnen« regt die Netzhautnerven an; die Dunkelheit läßt sie ruhen. Doch die Sehzentren im Gehirn sind noch nicht entspannt. Solange ein Gespanntsein vorliegt, werden Sie das tiefe Schwarz nicht sehen können. Manche sehen verschiedene Farben, schwarz-blau oder schwarz-grau, andere empfinden hellere Stellen auf einem dunklen Hintergrund.
Da alles Licht von den Augen ausgeschlossen wird, ist es logisch, daß diese Farbempfindungen Täuschung sind. In Wirklichkeit »sehen« Sie also nichts, ganz gleich wie lebhaft der Schein auch sein mag. Mehr noch als eine physische Übung ist das »Palmieren« eine geistige Übung. Ihr Erfolg ist abhängig von Ihren eigenen Denkange-

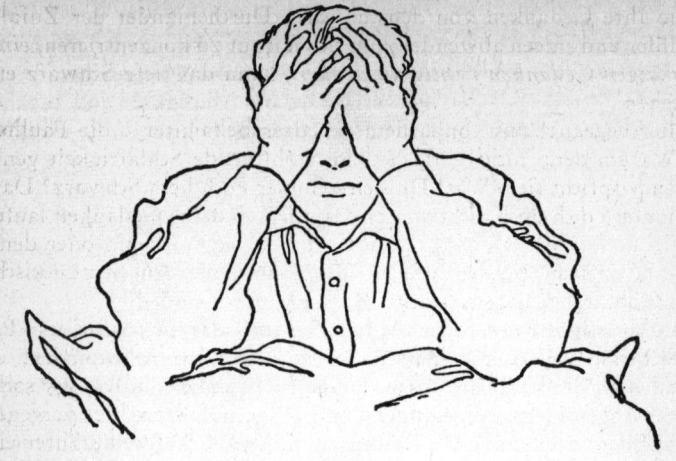

Abb. 6 Das Palmieren

wohnheiten. Es ist Ihr Ziel, vollkommene seelische Entspanntheit zu erreichen. Alle nicht dazugehörigen Gedanken müssen aus Ihrem Bewußtsein verscheucht werden, nicht durch einen Versuch, sich jeglichen Gedankens zu entledigen, sondern durch Gedankenführung. Wie ist solch vollkommene Entspanntheit zu erreichen? *Das Bemühen, schwarz zu sehen,* führt nicht zum Ziel. Das würde Anstrengung bedeuten. Wir wollen aber die Entspannung; also hören wir auf, an unsere Augen zu denken! Wie wohltuend Dunkelheit nach dem hellen Licht ist! Sie sind vielleicht jetzt so entspannt, daß Sie etwas schläfrig zu werden beginnen. »So schön entspannt«, denken Sie mit Genuß. Doch ist es nicht diese Art Entspanntheit, die wir haben wollen. Nicht geistige Erschlaffung und Trägheit sind unser Ziel, sondern Wachheit und die Beherrschung unserer Gedanken. Wir befassen uns deshalb nicht allein mit dem physischen Teil des »Palmierens«, sondern ebenfalls mit dem geistigen.

Es ist wichtig, daß Sie genau wissen, was Sie zu erreichen beabsichtigen. Durch das »Palmieren« soll die innere Gelöstheit bewirkt werden. Die Tiefe der Schwärze, die Sie empfinden, entspricht dem Grad Ihrer Entspanntheit. Diese Schwärze wird sich nicht einstellen, wenn Sie schläfrig und stumpfsinnig dasitzen. Erst dann, wenn

Sie Ihre Gedanken von dem üblichen Durcheinander der Zufallsbilder und -ideen abwenden, um sich darauf zu konzentrieren, *einen einzigen Gedanken richtig zu denken,* kann das tiefe Schwarz entstehen.

Hier begegnet uns von neuem ein alter Bekannter – die Faulheit. »Warum denn nicht einfach diese wohltuende Schläfrigkeit genießen?« spricht sie. »Was! Du siehst immer noch kein Schwarz? Dann kümmere dich doch nicht weiter darum. Laß deine Gedanken laufen, wie sie's gewohnt sind. Träume ruhig so vor dich hin oder denke an deine nächste Verabredung.« Die Faulheit hat ein heimtückisches und überzeugendes Wesen.

Auch geschlossen werden die Augen leicht starr. Während des »Palmierens« werden Sie deshalb Ihre Konzentration benützen, um einige Bilder aus Ihrer Erinnerung entstehen zu lassen. Es sollen freudige und glückliche Erlebnisse sein, die Sie sich wieder vergegenwärtigen. Sie sehen sich vielleicht in einem Boot am Flußufer entlangtreiben; oder beim Skilauf bei einem Winterausflug an einem Berghang. Vielleicht sitzen Sie auch in einem Garten voller Farbenpracht und sehen nur den ziehenden Wölkchen nach.

Welches Bild Sie sich auch gewählt haben mögen, Sie müssen jegliche Anstrengung unterlassen, es sich vergegenwärtigen zu wollen. Versuchen Sie, es zwanglos entstehen zu lassen, um erst nach und nach die Einzelheiten miteinzubeziehen: den krummen, knorrigen Ast, der über den Fluß hinausragt, den Vogel, der sich emporschwingt, die grazile Körperbewegung eines laufenden Kindes.

Wenn es ein Gartenbild ist, das Sie vor sich entstehen lassen wollen, betrachten Sie zuerst das Blumenbeet, dann den Rosenstrauch und schließlich eine einzige Rose, bis Sie alle Einzelheiten erkennen. Achten Sie darauf, daß weder ein anderes Thema noch andere Bilder oder Gedanken Ihre Aufmerksamkeit ablenken.

Es ist klar, daß es demjenigen, der gewohnt ist, die Dinge genau zu beobachten, weniger Mühe machen wird, sich die Einzelheiten eines Bildes zu vergegenwärtigen, als einem, der achtlos an ihnen vorübergeht. Trotzdem sieht man immer mehr als man glaubt und weit mehr, als einem beim Sehen auffällt.

Ähnlich verhält es sich auch mit unserem Gehör. Wir alle haben schon erlebt, daß uns nach Stunden plötzlich etwas aus einer Unterhaltung wieder einfällt, was wir vorher überhört hatten. Nun hören wir es und können es auch verstehen.

Ebenso ist es beim Sehen. Vielleicht wählen Sie sich für Ihre erste Palmierungsübung folgendes Bild: »An ein Picknick kann ich mich noch gut erinnern. An diesem Tag erlebte ich viel Schönes.« Doch merken Sie bald – nur eine unklare Erinnerung ist Ihnen von diesem Tag geblieben. Wir wollen es aber deshalb noch nicht aufgeben. Sie hatten sich einen Platz am Rande einer Wiese ausgesucht, der Picknick-Korb stand vor Ihnen. Jetzt sehen Sie auch die große Ulme, in deren Schatten Sie sich damals setzten, und das Mädchen, das rechts von Ihnen saß. Auf der Wiese spielten kleine Kinder miteinander Ball.

Sie beschränken nun das Blickfeld auf das Mädchen neben Ihnen. Sie können sich seiner Körperhaltung entsinnen, sich an sein Gesicht erinnern, das es Ihnen zuwandte, und an den Ausdruck seines Mundes.

An dieser Stelle geschieht es leicht, daß Sie ins Träumen geraten, statt das geistige Bild klar und lebendig im Auge zu behalten. Solange der Wille das Bewußtsein beherrscht, kann das Unterbewußtsein der weiteren Entwicklung Ihres Gedankengangs dienen.

»Meine geschlossenen Augen produzieren Bilder«, sagte der Dichter COLERIDGE. Aber vielen Menschen und vielleicht auch Ihnen fällt es schwer, solch ein Bild vor Ihrem geistigen Auge entstehen zu lassen, weil Sie zu verkrampft sind. Wenn Ihre Gespanntheit Sie daran hindert, ein Bild wie das obige zu entwickeln, dann beginnen Sie damit, daß Sie sich Ihr eigenes Wohnzimmer vergegenwärtigen. Sie kommen gerade ins Zimmer und gehen von einem Möbel zum anderen. Sie erblicken durch Ihr Fenster das bekannte Bild, den Garten, die Straße oder die Dächer von anderen Häusern.

Suchen Sie sich für das geistige Bild stets Dinge, die Sie stark interessieren, denn je größer die Aufmerksamkeit bei der Betrachtung, um so genauer ist die Wiedergabe aus dem Gedächtnis. Die Vorstellungskraft steht in direktem Verhältnis zur Gedächtnisschärfe.

Nachdem Sie etwa zehn Minuten lang diese Übung gemacht haben, prüfen Sie erneut das Blickfeld bei geschlossenen Augen.

Zweifellos empfinden Sie nun ein tieferes Schwarz, das sich durch die größere Entspanntheit eingestellt hat.

Es muß nochmals gesagt werden: Sie dürfen sich hierbei nicht anstrengen. Versuchen Sie weder Gedanken festzuhalten, noch Ihre Stirn zu runzeln, noch mit grimmiger Entschlossenheit die Erinnerung zu erzwingen. Bleiben Sie entspannt und lassen Sie die Erinnerung zwanglos entstehen. Das hört sich einfach an, doch die Ausführung wird Ihnen, wie ich anfangs schon sagte, vielleicht mehr Schwierigkeiten bereiten als Sie glauben. Durch Übung wächst jedoch Ihre Geschicklichkeit im Hervorbringen dieser geistigen Bilder bei geschlossenen Augenlidern.

Um die Bedeutung des »Palmierens« eindringlich darzustellen, führe ich immer einen Fall als Beispiel an, den Dr. Bates erlebte. Ein siebzigjähriger Mann, der seit vierzig Jahren Brillen getragen hatte, kam zu ihm und bat um Hilfe. Seine Erblindung war bereits schon so weit fortgeschritten, daß er auch mit der Brille seine Arbeit nicht mehr verrichten konnte.

Da er spürte, daß das »Palmieren« ihm guttat, fragte er, ob Übertreibung gefährlich sei. Dr. Bates erklärte, daß die Methode allein dazu diene, die Augen zu entspannen. Als dieser Mann nach ein paar Tagen wiederkam, konnte er die unterste Zeile der Snellen-Prüfkarte aus sieben Meter Entfernung lesen.

Er habe, so sagte er, zwanzig Stunden lang die Palmierungsübung gemacht! Eine anstrengende Sache, meinte er, doch es habe sich gelohnt.

Eine solche Marathonleistung empfehle ich Ihnen natürlich nicht. Es genügt, wenn Sie nach dem »Sonnen« zehn Minuten lang »palmieren«. Manche werden die Erfahrung machen, daß es länger dauert, bis sie die erwünschte Wirkung erzielt haben. Aber sobald diese erreicht ist, sind Sie für die nächste Entspannungsübung vorbereitet.

Das »Palmieren« ist besonders für solche Menschen vorteilhaft, deren Augen bei der Arbeit stark beansprucht werden. Weil diese Übung die Augen entspannt, steigert sie auch die Sehschärfe. Unmittelbar nach der Übung erscheinen alle Gegenstände, die Sie um sich sehen, klar und schärfer umrissen. Es ist dieser kurze Augenblick gebesserten Sehens, den wir beständiger machen wollen, bis er uns zur Gewohnheit wird.

Obwohl die meisten von uns zum Typ des Augenmenschen gehören, gibt es viele, die am stärksten auf akustische Reize reagieren. Was solche Menschen hören, beeindruckt sie mehr als das, was sie sehen. Gehören Sie zu dieser Menschengruppe, dann wäre folgende Abwandlung des »Palmierens« für Sie vorteilhafter: Statt des Versuchs, sich eine Erinnerung bildhaft zu vergegenwärtigen, tun Sie besser daran, während des »Palmierens« am Radio eine Sportnachricht oder ein Drama mit bewegter Handlung anzuhören und sich dabei, der Handlung folgend, alle Bewegungen bildhaft vor Augen zu führen. Versuchen Sie dabei, diese mit möglichster Deutlichkeit zu »sehen«.

Doch ob Sie durch Auge oder Ohr den schärferen Eindruck bekommen – sicher ist, daß Sie, wenn die Hände Ihre Augen freigeben, zumindest für die Dauer eines Augenblicks eine hellere Welt erleben werden. Ich kann mich noch gut des Ausdrucks von Staunen und Freude bei einer namhaften Künstlerin entsinnen, als sie nach ihrer ersten »Palmierungsübung« die Augen öffnete: »Ich habe Farben noch nie so leuchten gesehen«, rief sie aus, »die Erde ist wie verwandelt!«

Das Schwingen

Im vorigen Kapitel besprachen wir die Methode zur Augenentspannung:

1. das »Sonnen«,
2. das »Palmieren« (zehn Minuten lang).

Das »lange Schwingen«

Unsere nächste Übung ist das »lange Schwingen«; sie sollte abends vor dem Zubettgehen und morgens nach dem Aufstehen fünf Minuten lang gemacht werden. Sie ist außerdem als dritte Entspannungsübung den vorigen zwei hinzuzufügen, wenn Sie die Augenübungen machen.

Da diese Übung ganz besonders einfach ist, mag es Ihnen zuerst schwerfallen, an ihre Zweckmäßigkeit zu glauben. Das »lange Schwingen« ist nichtsdestoweniger eine der nützlichsten Entspannungsübungen, die wir haben. Sie löst innere Verkrampfungen, entspannt die Augen, das Rückgrat und den Nacken; sie gibt den Augen natürliche Beweglichkeit und hilft Ihnen, wenn Sie die Anweisungen befolgen, einen einzigen Gedanken richtig zu denken, was Voraussetzung ist, um eine Entspannung zu erreichen.

Wenn Sie zum ersten Mal mit dem »langen Schwingen« beginnen, spielen Sie dabei Radio- oder Schallplattenmusik; es kann Ihnen das Auflockern erleichtern, sich anfangs im Rhythmus eines langsamen Walzers zu wiegen. Später sollten Sie jedoch versuchen, den Rhythmus aus sich heraus zu empfinden. Rhythmus ist das Herz allen Lebens. Er liegt im Kreisen der Planeten wie im Wechsel der Jahreszeiten, in Ebbe und Flut wie im Herzschlag und der Atmung.

Bei jedem Menschen ist dieser Rhythmus verschieden; bei einem pulsiert er rascher, beim anderen gemächlicher. Hat er ein natürliches Tempo, dann lebt er in Harmonie mit sich selbst und mit seiner Umwelt. Unter dem Druck der Umwelteinflüsse neigt jedoch dieser Rhythmus zu Sprüngen; er wird hastig und überspannt.

Wenn unser Körper sich lockert, rhythmisch und frei bewegt, haben wir das Gefühl physischer und seelischer Beschwingtheit.

Nie ist es gut, bei einer bestimmten Übung länger zu verweilen. Besser ist es, von einer zur anderen überzugehen; so vermeidet man, daß die Bewegungen mechanisch und zum täglichen Einerlei werden.

Bevor Sie mit dem »langen Schwingen« beginnen, nehmen Sie eine aufrechte, legere Körperhaltung ein. Wiegen Sie sich nun langsam und gelockert von Seite zu Seite mit einem Schwung, der gerade genügt, Ihr ganzes Körpergewicht von einem Fuß auf den anderen zu verlagern, ohne daß sich jedoch dabei der Fuß ganz vom Boden hebt. Sobald nun der Körper rhythmisch und ohne ruckartige Bewegungen hin und her schwingt, können wir mit dem »langen Schwingen« beginnen. Dabei wird sowohl durch eine ständige Kontrolle der Gedanken als auch durch den physischen Teil der Übung die Augenbewegung entspannt. Das »lange Schwingen« ist die Grundlage aller zukünftigen Übungen. Im Idealfall macht man sie im Freien, zumindest aber in Front zu einem Fenster. Man richtet so den Blick ins Weite, statt ihn durch die Zimmerwände einzuengen.

Übung

Stellen Sie sich aufrecht, die Füße etwa dreißig Zentimeter auseinander. Straffen Sie dabei nicht die Schultern. Der Körper muß entspannt sein, der Kopf gehoben, die Arme sollen lose hängen. Es ist der Körper, der die Drehung ausführt. Der Kopf hat dabei keine eigene Bewegung, sondern wendet sich mit dem ganzen Körper.

Mitten im Zimmer stehend, schwingen Sie jetzt den Körper nach rechts und verlagern das Gewicht auf den rechten Fuß; der linke Absatz hebt sich dabei ein wenig vom Fußboden. Durch diese Körperwendung sehen Sie sich der rechtsseitigen Wand gegenüber; Ihre Schulterlinie verläuft parallel zu dieser Wandfläche. Nun schwingen Sie den Körper nach links, bis Sie sich der linksseitigen Wand gegenüber sehen; die Schulterlinie verläuft nun parallel zu dieser Wandfläche. Das Körpergewicht verlagern Sie auf den linken Fuß, wobei sich der rechte Absatz vom Fußboden hebt.

Hin und her schwingen Sie jetzt – etwa dreißigmal in der Minute. Das ist ungefähr das Tempo eines langsamen Walzers. Machen Sie es nicht rascher. Die meisten nervösen Menschen führen diese Bewegung zu hastig aus. Ein Schwingen ist es, kein ruckartiges Herumwirbeln. Die Arme hängen locker und geben etwas nach beim Schwung des Körpers. Halten Sie den Kopf gehoben, indem Sie sich vorstellen, daß Sie mit ihm die Zimmerdecke streifen.

Bleiben Sie bei der Sache! Die Übungen zu machen, ohne sich dabei auf das, was Sie erreichen wollen, zu konzentrieren, ist vergeudete Zeit. *Sie müssen an das denken, was Sie tun, und zwar ausschließlich.*

Während Sie jetzt entspannt von Seite zu Seite schwingen, versuchen Sie zu empfinden, wie sich das Zimmer in der entgegengesetzten Richtung dreht. Beim Rechtsschwung schwingt also das Zimmer nach links.

Ihre Augen sind geöffnet, doch nicht starrend. Unterlassen Sie jedes Bemühen darum, zu sehen. Blinzeln Sie oft und leicht und lassen Sie Ihren Blick während des Schwingens am Winkel zwischen Zimmerdecke und Wand entlanggleiten. Nehmen Sie dann nach kurzem Üben einen gedachten Winkel, der etwa dreißig Zentimeter darunter liegt, und folgen Sie nun diesem mit den Augen. Senken Sie diese gedachte Linie in Abständen von dreißig Zentimeter bis auf eine Höhe, die knapp unter Augenhöhe liegt.

Behalten Sie diese Linie nun gut im Auge. Das ist schwieriger als es scheint. Sobald Sie sich ablenken lassen, springen die Augen von einem Punkt zum nächsten, und die Verschiebung der Abbilder auf der Netzhaut geschieht ruckartig und ungleichmäßig. Die Linie muß ohne Unterbrechung kontinuierlich fließend bleiben. Von der rechten Zimmerwand bis zu einem Punkt in der Ferne, der außerhalb des Fensters liegt, und zurück zur linken Wand sollte es eine ununterbrochene Linie geben (Abb. 7).

Beim Schwingen – immer langsam und gleichmäßig –, sind Sie entspannt und empfinden, wie sich das Zimmer in entgegengesetzter Richtung dreht. Die Schultern lassen Sie locker hängen, der Kopf bleibt gehoben, und die Nackenmuskeln werden nicht belastet. Ohne Anstrengung sehen die Augen Nahes und Fernes, indem sie der gedachten Linie folgen. In rascher Umstellung zwischen den Gegenständen im Zimmer, zu denen draußen, vor dem Fenster, verändern also die Augen ihre Brennweite.

Diese Übung im Freien zu machen, hat den Vorteil, daß der Entfernungsunterschied erheblich größer ist als in einem Zimmer. Die Augenmuskeln, die wir entspannen und kräftigen wollen, werden so intensiver durchgearbeitet und geschmeidiger gemacht.

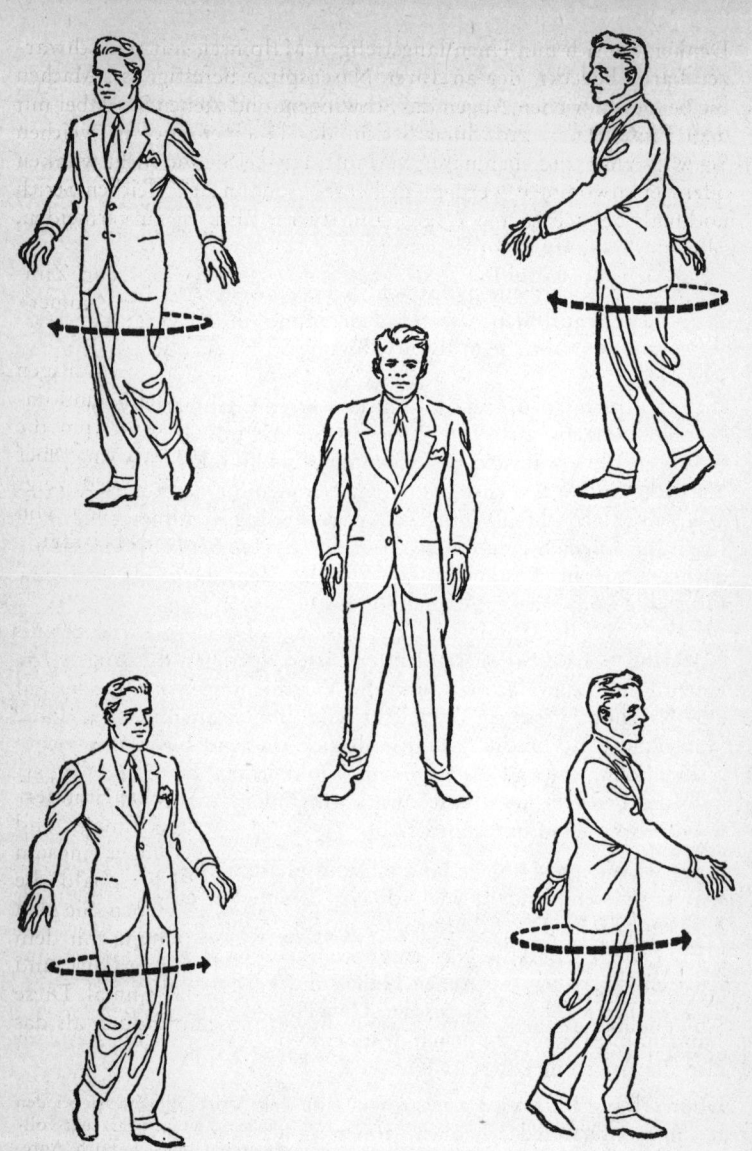

Abb. 7 Das »lange Schwingen«

Denken Sie sich nun einen langstieligen Malpinsel, mit pechschwarzer Farbe bedeckt, der an Ihrer Nasenspitze befestigt ist. Machen Sie bei geschlossenen Augen das Schwingen, und ziehen Sie dabei mit dem Pinsel einen gedachten Strich, der in einem tiefen, weichen Schwarz glatt und ebenmäßig verläuft. Lassen Sie ihn nicht wanken oder verschwommen werden. Ziehen Sie sodann den gleichen Strich nochmals bei geöffneten Augen. Ein starrer Blick ist zu vermeiden. Blinzeln Sie sanft und oft.

Sie sollten das Gefühl einer Verbindung zwischen Kopf und Zimmerdecke haben; bei diesem Schwingen im »rotierenden Zimmer« empfinden Sie bald ein Freisein und eine Entspanntheit.

Besonders nützlich ist das »lange Schwingen« beim kurzsichtigen Auge, da sich bei dieser Übung die Augenumstellung leicht und natürlich vollzieht. Die Übung ist ein wesentlicher Faktor, um die Entspannung bei jeder Art Augenanstrengung zu erreichen. Aber nur indem sie als ein Teil der täglichen Übung gemacht wird, zeigt sich, wie sehr sie zur Augenentspannung und zur Lösung von Schmerz, Müdigkeit und anderen physischen Beschwerden beiträgt.

Alternative Übungen zum »langen Schwingen«[4]

1. Übung

Heben Sie beim Schwung nach rechts den rechten Arm zur Schulterhöhe, richten Sie den Blick über die gestreckten Finger hinaus, und denken Sie sich dabei einen schwarzen Strich, den die Finger ringsum an den Wänden ziehen. Lassen Sie den Arm fallen, sobald die Schulterlinie parallel zur rechten Wand verläuft. Heben Sie den linken Arm, und schwingen Sie ihn bei der Linksdrehung mit dem Körper, bis die Schulterlinie parallel zur linken Wand verläuft, und lassen Sie ihn dann herabfallen. Wiederholen Sie das einmal. Diese Schwungübung gibt oft eine stärkere Bewegungsempfindung als das gewöhnliche »lange Schwingen«.

[4] Diese Variationen werden nicht als Ersatz für das »lange Schwingen« bei den Übungen vor dem Zubettgehen empfohlen. Das »lange Schwingen« erzeugt vollkommene Entspannung, während dagegen die anderen Übungen durch Anregung des Kreislaufs belebend wirken. Es lohnt sich jedoch, sie wenigstens einmal täglich durchzuführen.

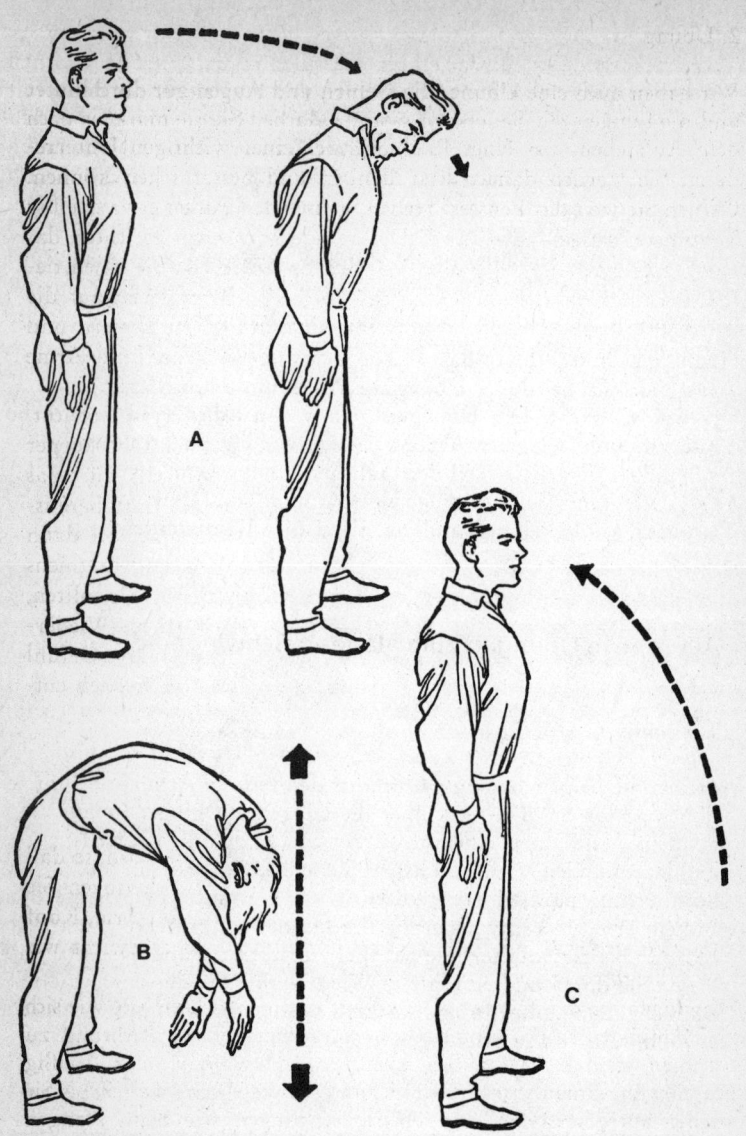

Abb. 8 Rumpfbeugen und -federn

2. Übung

Wir haben auch eine Übung, die Gehirn und Augen gut durchblutet und die Lungen mit Sauerstoff sättigt. Machen Sie sie morgens nach dem Aufstehen, vor einer Prüfung oder einer wichtigen Unterredung. Sie werden danach klar denken und besser sehen können. Öffnen Sie weit das Fenster. Stehen Sie mit den Füßen etwa dreißig Zentimeter auseinander, die Zehen gerade nach vorn gerichtet, das Körpergewicht auf den Fußballen verlagert. Machen Sie einen tiefen, entspannten Atemzug und lassen Sie den Kopf leicht auf die Brust herunterfallen. Beugen Sie den Oberkörper nach vorn und lassen Sie, ohne die Knie mitzubeugen, Kopf, Nacken und Arme gelöst hängen. Atmen Sie während der Beugung langsam aus.

Denken Sie sich nun ein zwanzig Kilogramm schweres Gewicht, das Ihren Kopf nach unten zieht. Führen Sie mit dem Oberkörper eine auf- und abwärts federnde Rumpfbewegung aus, als wäre das Rückgrat eine Stahlfeder. Federn Sie weiter, bis alle Luft herausgepreßt ist. Den Kopf immer noch herabhängend, nehmen Sie dann einen frischen Atemzug. Heben Sie langsam während des Ausatmens den Oberkörper, bis Sie wieder aufrecht stehen (Abb. 8). Sie sollten, sobald Sie aufgerichtet sind, alle Luft ausgeatmet haben. Wiederholen Sie das fünf- bis sechsmal; Sie haben danach ein klares Gefühl im Kopf, und Ihre Augen und Ihr seelischer Zustand werden entspannt sein.

3. Übung

Beugen Sie sich aus den Hüften mit geraden Knien nach vorn, so daß der Kopf dem Boden so nahe wie möglich kommt. Schwingen Sie nun langsam in einer Vierteldrehung von Seite zu Seite; Arm, Kopf und Nacken hängen locker. Verlagern Sie das Körpergewicht wie beim »langen Schwingen« von einem Fuß zum anderen.

Schwingen Sie den Körper hin und her und beobachten Sie, wie sich der Fußboden (Abb. 8 und 9) in entgegengesetzter Richtung zu bewegen scheint. Heben Sie nach fünfundzwanzig oder dreißig Schwüngen allmählich den Rumpf, und schwingen Sie weiter, bis Sie wieder aufrecht stehen und ebenso schwingen wie beim »langen Schwingen«.

Dies ist eine ausgezeichnete Übung, den Augen zur natürlichen Um-

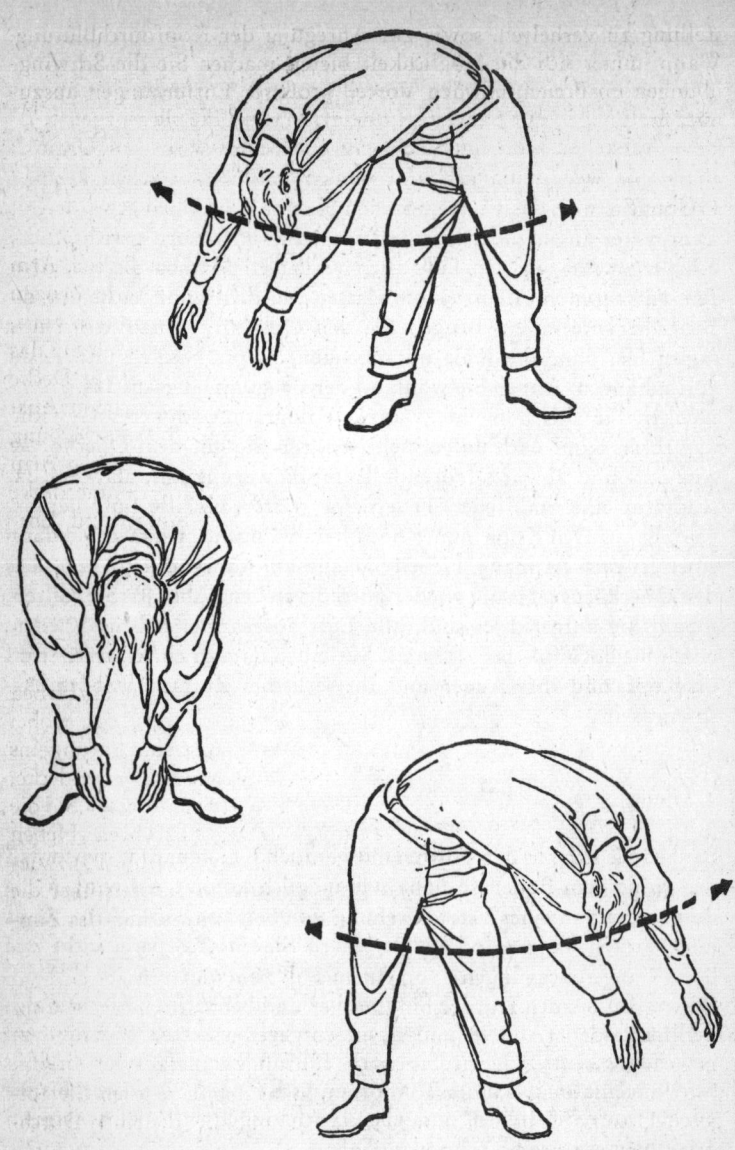

Abb. 9 Rumpfschwingen

stellung zu verhelfen, sowie zur Anregung der Kopfdurchblutung. Wann immer sich die Möglichkeit bietet, machen Sie die Schwingübungen im Freien, um den Vorteil größerer Entfernungen auszunützen.

4. Übung

Setzen Sie den rechten Fuß vor und heben Sie den linken Arm über den Kopf. Die Finger sind gestreckt. Die Knie gerade, beugen Sie sich aus den Hüften, führen den linken Arm im Bogen nach vorn, bis die Fingerspitzen die rechte Zehe berühren. Wiederholen Sie das mehrmals. Blicken Sie gleichzeitig über die Finger hinweg zur Decke und zur Wand und empfinden Sie, wie sich das Zimmer beim Auf- und Niederbeugen vor- und zurückdreht. Machen Sie diese Übung abwechselnd mit dem linken Fuß vorgestellt und dem rechten Arm gehoben. Das rasche Umstellen der Augen von der Zimmerdecke zum Fußboden wirkt befreiend und dient zur Lösung und Entspannung ermüdeter Augenmuskeln (Abb. 10).

5. Übung

Stehen Sie aufrecht, die Füße dreißig Zentimeter auseinander. Heben Sie beide Arme hoch über den Kopf, die Hände ausgestreckt, wobei sich die Zeigefinger beider Hände berühren wie beim Sprung ins Wasser. Schauen Sie über die Finger hinweg nach der Zimmerdecke, beugen Sie sich nach und nach aus den Hüften vor, und lassen Sie die Arme dabei herab, bis die Finger den Fußboden berühren. Heben Sie sodann den Körper wieder zur Ausgangsstellung (Abb. 10). Wiederholen Sie das zwanzig- bis dreißigmal; blicken Sie stets über die Fingerspitzen hinweg, um die Auf- und Abwärtsbewegung des Zimmers, ähnlich wie beim Schaukelbrett, zu empfinden.

6. Übung

Sobald Sie fühlen, daß Ihre Augen gespannt sind, machen Sie folgende Übung; Sie brauchen dazu zwei Gummibälle, die einen Durchmesser von etwa sechs Zentimeter haben.
a) Nehmen Sie einen Ball in jede Hand. Mit der rechten Hand wer-

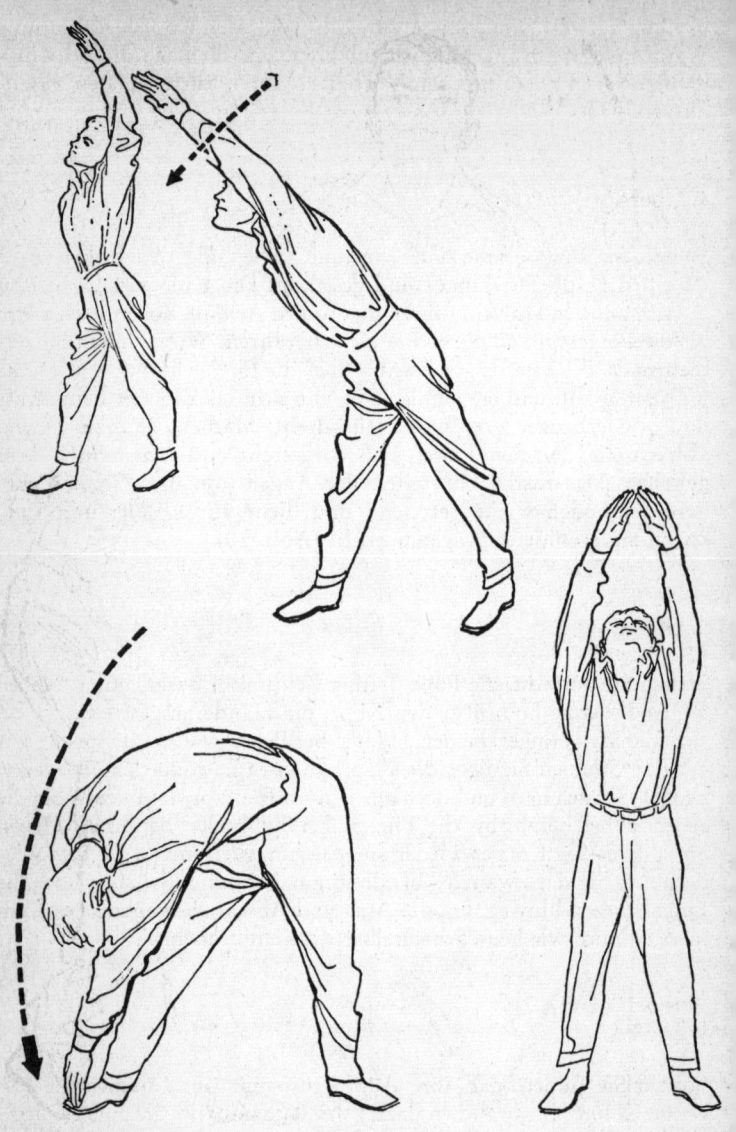

Abb. 10 Rumpfschwingen im Wechsel

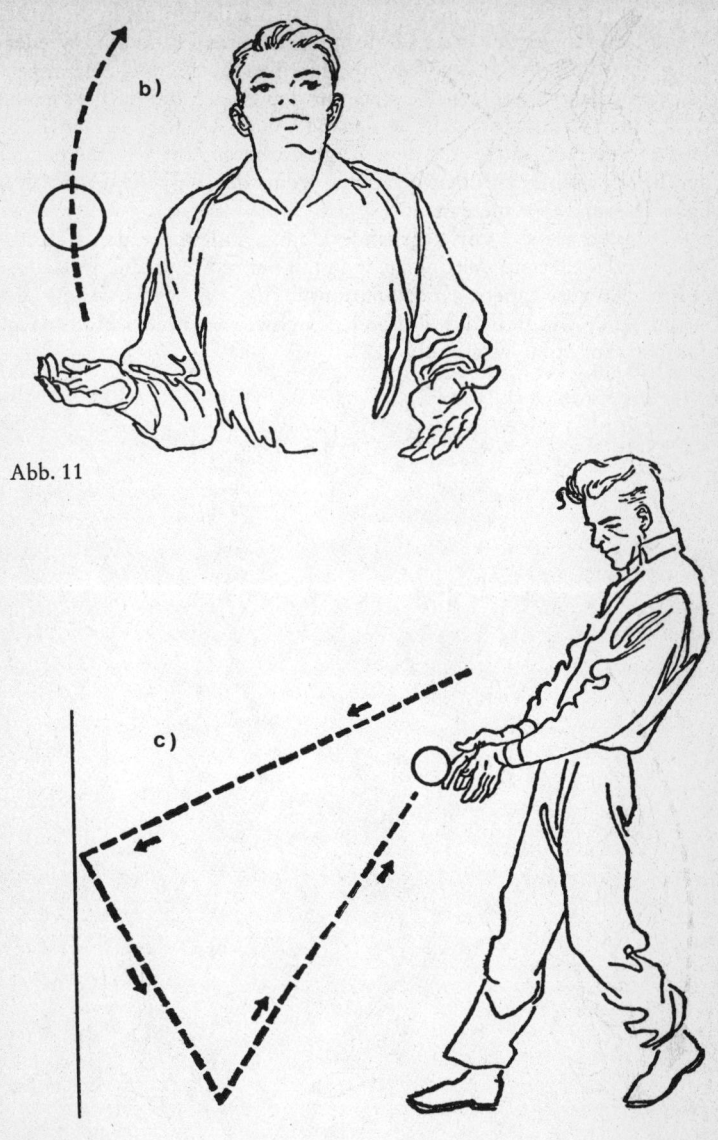

b)

Abb. 11

c)

Abb. 12

fen Sie den Ball nach oben, geben den Ball aus der linken in die rechte Hand und fangen den ersten Ball mit der linken Hand auf. Wiederholen Sie diese Folge des Werfens, Herübergebens und Auffangens 15–20mal, und verfolgen Sie stets mit den Augen die Ballbewegung (Abb. 11). Wichtig ist, daß Sie den Ball vom Anfang bis zum Ende seiner Wurfbahn nicht aus dem Auge verlieren. Im allgemeinen ist der Blick schon nach oben gerichtet, wenn der Ball die Hand verläßt. Das ist zu vermeiden.

b) Variieren Sie die vorhergehende Übung, indem Sie den Ball abwechselnd zuerst mit der linken, dann mit der rechten Hand werfen.

c) Eine ausgezeichnete Koordinationsübung zur Verbesserung des Sehens ist es, den Ball vom Fußboden, Gehweg oder einer Hausmauer zurückspringen zu lassen (Abb. 12).

Das »kurze Schwingen« und geistige Übungen

Der vierte Teil unserer Entspannungsübungen ıst das »kurze Schwingen«. Wir werden uns bei dieser Übung mit den Methoden zur Entspannung der Nackenmuskeln befassen, denn gerade dort empfinden nahezu alle nervösen Menschen und fast jeder, der an Augenüberanstrengung leidet, Schmerzen, Spannungen und Unbehagen.

Das »kurze Schwingen« löst die Gespanntheit der Augen- und Nackenmuskeln. Auch trägt die Übung dazu bei, die um die Augen liegenden Muskeln zu entspannen und Sie von Kopfschmerzen und Neuralgien zu befreien. Sie hilft Ihnen, den unbehaglichen Spannungszustand der Nackenmuskeln loszuwerden, worunter viele Menschen besonders nach Großeinkäufen, nach dem Tragen von Lasten und Autotouren zu leiden haben.

Es konnte neuerdings nachgewiesen werden, daß viele Leiden, als deren Urheber man längere Zeit Allergien oder Bazillen verdächtigte, eine nervöse oder psychische Ursache haben. Zu diesen zählen Heuschnupfen, Asthma und gewisse Hautkrankheiten. Nachweisbar werden durch das »kurze Schwingen« solche Zustände vorübergehend behoben; folgerichtig durchgeführt, bewirkt jedoch diese Übung auch anhaltende Besserung. Abgesehen von der Wirkung auf die allgemeine Gesundheit liegt die Bedeutung einer richtigen Körperhaltung darin, daß die Spannungen der Nerven und Muskeln des Hinterkopfes und Nackens behoben werden. Eine Hemmung der normalen Kopfbewegung hat Verkrampfung und Schmerzen zur Folge. Es ist deshalb beim Üben des »langen« und »kurzen Schwingens« darauf zu achten, daß der Kopf stets richtig gehalten wird.

Das »kurze Schwingen«

Übung

Nun können wir mit dem »kurzen Schwingen« beginnen. Setzen Sie sich bequem mit hohem Kreuz auf einen geradlehnigen Stuhl, den Kopf etwas gehoben, die Füße flach auf dem Boden. Denken Sie sich ein »Ziehen«, das sich vom Kopf aus bis zur Zimmerdecke und zur Wand hinter Ihnen erstreckt.

Schließen Sie jetzt die Augen, und führen Sie mit dem Kopf eine sanfte, seitliche, etwa zehn Zentimeter große Schwungbewegung aus; schwingen Sie langsam und leicht etwa dreißigmal in der Minute.

Sie fühlen während dieses Schwingens, daß das Zimmer sich in entgegengesetzter Richtung dreht. Achten Sie weiterhin auf das gedachte »Ziehen«; nach einigen Augenblicken fühlt sich Ihr Kopf leicht und frei, gleichsam schwebend. Die Verkrampfung der Nackenmuskeln

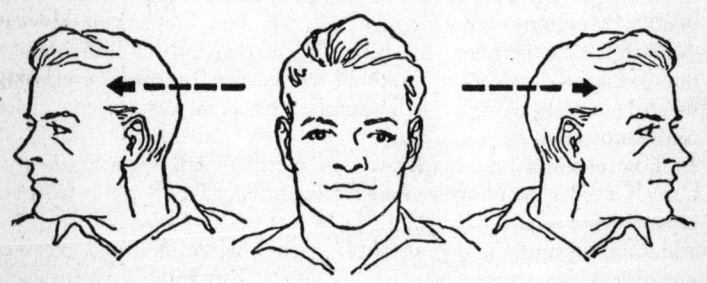

Abb. 13

hat sich inzwischen gelöst, da Sie diesem Zustand Ihre Aufmerksamkeit entzogen haben. Öffnen Sie nun die Augen und ziehen Sie mit dem gedachten Malpinsel am Ende Ihrer Nasenspitze ein wenig unter Augenhöhe einen Strich über die Zimmerwände, und folgen Sie ihm mit den Augen. Blinzeln Sie ganz normal.

Es bedarf einiger Konzentration, diesen Strich gleichmäßig ringsum verlaufen zu lassen. Sobald Ihre Gedanken spazierengehen, macht der Strich einen Sprung, weil die Augen sich ruckartig bewegen – ein Zeichen dafür, daß Sie nicht mehr geistig gesammelt sind. Unser Ziel ist es, den geistigen Brennpunkt erneut herzustellen und dadurch den Augen zum normalen Sehen zu verhelfen.

Nachdem Sie den gedachten Strich im Zimmer ringsum gezogen haben, wiederholen Sie das mehrmals, immer darauf achtend, daß die folgenden Striche sich genau mit dem ersten decken.

Geistige Übungen

1. Übung

Die folgenden geistigen Schwungübungen werden alle bei geschlossenen Augen ausgeführt. Zeichnen Sie mit der Nasenspitze einen großen Kreis von etwa zwanzig Zentimeter Durchmesser in die Luft.
Nacken und Kopf führen somit eine ununterbrochene Schwungbewegung aus. Sehen Sie diesen Freis vor Ihrem geistigen Auge, und
zwar so, daß Sie von seinem Mittelpunkt eine genaue Vorstellung
bekommen. Wiederholen Sie das dreimal, und ziehen Sie dabei jedesmal den ersten Kreis nach (Abb. 14).
Den Kreismittelpunkt im Gedächtnis, zeichnen Sie nun einen waag-

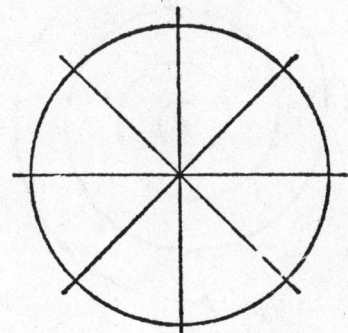

Abb. 14

rechten Strich durch die Kreismitte; ziehen Sie ihn dreimal nach.
Zeichnen Sie sodann wiederum durch die Kreismitte einen senkrech-
ten und zwei diagonale Striche; es entstehen so die Speichen des
Rades. Ziehen Sie jede Speiche dreimal nach.

2. Übung

Denken Sie sich als nächstes eine Spirale, die an einem Punkt vor
der Nase beginnt und allmählich zu einer immer größer werden-
den Kreisbewegung anwächst, bis der Nacken eine vollausladende
Schwungbewegung durchführt. Spulen Sie alsdann die Spirale wieder ab, bis die Bewegung beim Ausgangspunkt endet (Abb. 15).

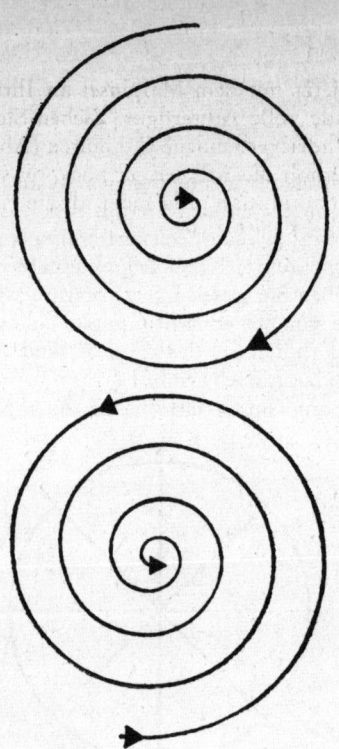

Abb. 15

3. Übung

Schreiben Sie bei geschlossenen Augen mit der Nasenspitze Ihren
Namen; beginnen Sie bei der linken Schulter, und führen Sie die
Schreibbewegung herum bis zur rechten Schulter.
Die Nackenmuskeln werden so vollkommen durchgearbeitet, der
Kreislauf angeregt und Spannungen gelöst.
»Aber eine Massage tut das doch ebensogut«, werden Sie einwenden.
Selbstverständlich kann eine Massage nützlich sein. Die Entspannung
wird jedoch nicht mit gleichem Erfolg erreicht, da Sie sich nicht geistig
daran beteiligen. Dagegen ist bei diesen Übungen der Geist damit
beschäftigt, einen einzigen Gedanken richtig zu denken, und eben
dieses ist die Grundlage der seelischen Entspannung.

4. Übung

Beschreiben Sie jetzt mit dem Malpinsel an Ihrer Nasenspitze eine waagrecht liegende volle Achterfigur. Ziehen Sie die Schleifen rund wie zwei miteinander verbundene O-Figuren (Abb. 16).

Ziehen Sie wiederholt die Achterfigur nach, bis sie sich weiß hervorhebt; achten Sie darauf, daß nicht mehr als ein einziger Schnittpunkt der Schleifen entsteht.

Setzen Sie nun am Mittelpunkt dieser waagrecht liegenden Figur von neuem an und beschreiben Sie über diesem eine Achterfigur, die senkrecht zur vorigen steht. Beide Figuren sollten die gleiche Länge und Rundung haben und rechtwinklig gelagert ineinander liegen.

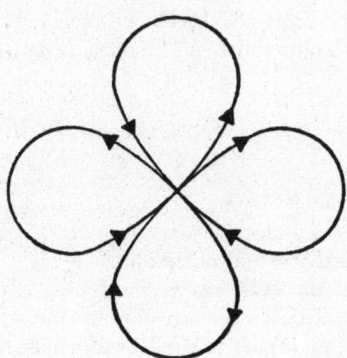

Abb. 16

5. Übung

Beschreiben Sie von links nach rechts eine Anzahl leichtgeschwungener symmetrischer Spiralfiguren. Kehren Sie die Bewegung um, sobald Sie bei der rechten Schulter angelangt sind, und wickeln Sie die Spiralen wieder in entgegengesetzter Richtung ab.

Diesmal, wieder bei der linken Schulterseite beginnend, zeichnen Sie eine Kette offener Dreieckfiguren.

Der nun folgende Teil ist schwierig und erfordert besondere Aufmerksamkeit. Zeichnen Sie von rechts nach links eine neue Serie offener Dreiecke, welche mit ihrer Spitze nach unten statt nach oben

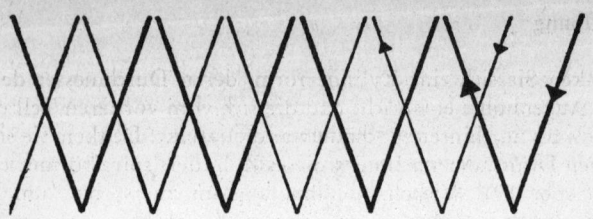

Abb. 17

weisen. Jede Seite dieser Dreieckserie muß sich mit der Seite eines der Dreiecke aus der ersten Serie genau in der Mitte überschneiden. Jede Dreieckspitze liegt also direkt unter einer anderen aus der ersten Serie. Diese Figur sollte so aussehen: (Abb. 17).

6. Übung

Diese geistige Übung ist eine der wertvollsten für das kurzsichtige Auge. Sie werden dabei spüren, wie sich die Augenmuskeln abwechselnd zusammenziehen und entspannen.
Denken Sie sich ein »O« aus Gummi ungefähr zehn Zentimeter im Durchmesser. Drücken Sie das »O« in eine waagrechte elliptische Form. Lassen Sie es wieder in die Rundform zurückspringen. Drücken Sie es dann von beiden Seiten, so daß eine senkrechte elliptische Form entsteht. Wiederholen Sie diese Übung mehrmals (Abb. 18).

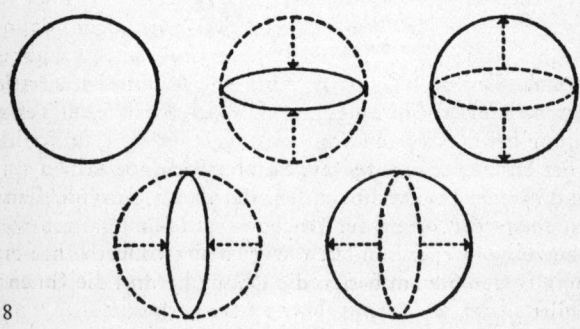

Abb. 18

7. Übung

Denken Sie sich eine Zylinderform, deren Durchmesser der Größe
der Augenhöhle entspricht und die sich vom vorderen Teil des Augapfels bis zur hinteren Schädelwand erstreckt. Denken Sie sich einen
feinen Draht, der im Innern dieses Zylinders spiralförmig zu spulen
ist (Abb. 19). Wickeln Sie ihn langsam zuerst bis zum hinteren
Ende des Zylinders auf und dann wieder ab bis nach vorn. Machen
Sie diese Übung erst mit jedem Auge einzeln, dann mit beiden
Augen gleichzeitig.

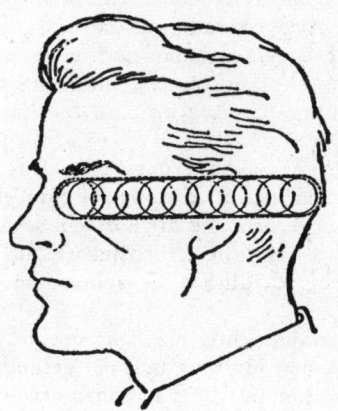

Abb. 19

Gerade so wie jeder seine eigenen geistigen Bilder entwirft, wird
auch jeder diese oder jene Entspannungsübung wirksamer finden als
andere. Wenn Sie z. B. die Palmierung bevorzugen, dann tun Sie
gut daran, sich gerade dieser etwas ausführlicher zu widmen. Ist es
das »lange« oder »kurze Schwingen«, das Ihnen wertvoller erscheint, so nehmen Sie sich dafür eben einen größeren Teil der Entspannungszeit.
Nur Sie können sagen, wo der Schuh drückt. Sie allein sind in der
Lage, diejenige Übung zu wählen, die Ihrem individuellen Fall am
besten entspricht. Keine der Übungen sollte übergangen werden, da
jede einzelne ihren besonderen Wert besitzt. Durch Ihre eigene Erfahrung finden Sie am besten die Übung heraus, die Ihnen am meisten hilft.

Das Blickfeld

Wir wollen uns hier einmal direkt mit Ihrem persönlichen Fall beschäftigen. Wie arbeiten Ihre Augen? Welches ist Ihr eigentliches Problem? Ganz mühelos werden Sie wohl nicht sehen, denn sonst würden Sie ja auch nicht dieses Buch lesen. Ist für Sie das Gesicht eines Menschen, den Sie aus nächster Nähe betrachten, verzerrt, unscharf oder verschwommen? Sehen Sie es doppelt? Macht es Ihnen Mühe, die Zahlen im Telefonbuch zu erkennen? Kneifen Sie Ihre widerstrebenden Augen zusammen, um sie zum Sehen zu zwingen, bis Sie vor Kopfschmerzen kaum noch etwas sehen können? Sind Ihre Gesichtsmuskeln verkrampft, und zeigen sich Falten oder dunkle Ringe unter den Augen? Sind Sie kurzsichtig oder weitsichtig?

Ihr Sehvermögen ist verbesserungsfähig. Das Sehen ohne Brille können Sie erlernen und gleichzeitig die Schmerzen oder die seelische Belastung loswerden, die allzuoft ein schlechtes Sehen begleiten. Doch läßt sich das nicht herbeizaubern. Sie erreichen es, sobald Sie die schlechten, schädlichen Gewohnheiten durch gute ersetzt haben.

Die Gewohnheiten des richtigen Sehens, ebenso wie solche des guten Benehmens, der guten Haltung und der gesunden ethischen Werte, sollten eigentlich schon in früher Kindheit erworben werden. Allzuoft wird jedoch die Kunst des Sehens überhaupt nie richtig erlernt, oder sie wird während der Jugendjahre durch den Druck und die Belastungen unserer Zeit verlernt und vergessen. Auf diesen wichtigen Punkt kommen wir noch einmal in einem anderen Kapitel zu sprechen.

»Wie lange wird es dauern, bis ich wieder gelernt habe, richtig zu sehen?« fragen Sie. Wie lange Sie dazu brauchen, Ihr Sehen zu bessern, wird von der Schwere des Zustands sowie von Ihrem Vorstellungsvermögen abhängig sein. Es ist schon blitzartig geschehen; es ereignete sich auch erst im Verlauf einer drei- oder viermaligen Behandlungsserie. Es kann Monate dauern. Die Beharrlichkeit, mit der die Übungen ausgeführt werden, der Grad von Entspannung bedingen den Erfolg beim Erlernen gesunder Sehangewohnheiten.

NIETZSCHE sagt in seinem Buch »Menschliches, allzu Menschliches«: »Die Menschen müssen sehen lernen; sie müssen denken, sprechen und schreiben lernen. Edle Kultur ist der Zweck dieser Bestrebungen. Sehen lernen heißt, das Auge an Ruhe, an Geduld, an das Herankommenlassen der Dinge zu gewöhnen. Das Sehen zu erlernen, so wie ich die Sache verstehe, kommt fast dem gleich, was man im Volksmund unter Willenskraft versteht; das Wichtigste ist dabei gerade das *Nicht-sehen-Wollen*.«

Setzen wir hier statt des »Nicht-sehen-Wollens« das »Sich-nicht-darum-Bemühen«, so erhalten wir das Kernstück dieser Wiedererziehungsmethode. Sich darum zu bemühen, bedeutet Anstrengung; es bedeutet, daß der bereits vorhandenen eine zusätzliche Belastungsart hinzugefügt wird. Niemals dürfen Sie sich um das Sehen bemühen. Entspannen Sie die Augen, und das Sehen wird in Ihren Augen entstehen, ebenso natürlich und leicht, wie Sie atmen oder einen Laut wahrnehmen. Das Sehen wartet nur auf ein »Entstehen-Können«.

Sie dürfen sich nicht ausschließlich auf die technischen Übungen beschränken. Das richtige Sehen ist keine Hausarbeit, es ist eine Freude. Es ist nicht etwas, das zu einer bestimmten Zeit bei einem besonderen Gegenstand anzuwenden ist. Es erfüllt vielmehr nur dann seine Bestimmung, wenn es eins wird mit allem, was Sie in jedem Augenblick Ihres Lebens beschäftigt.

Die Zentraleinstellung

Ein kleiner Junge stellte seiner Mutter eines Tages die Frage: »Wie kommt es, daß ich etwas sehen kann, das größer ist als mein Auge?«

Eine gute Frage. Das Sehen gehört zu den Sinnen, die uns am meisten täuschen können. Das Panorama, das wir mit einem Blick aufnehmen, ist in Wirklichkeit eine Folge unglaublich kurz dauernder winziger Bilder. Sie überlagern einander mit solcher Geschwindigkeit, daß es uns scheint, als erfaßten wir das ganze Bild mit einem Blick. In Wirklichkeit ist die Fläche, die wir gleichzeitig erfassen, so gering, daß es vier minimaler Augenverschiebungen bedarf, einen einzigen gedruckten Buchstaben in seiner Gesamtheit zu sehen.

Die Netzhaut ist, wie wir schon sagten, ein lichtempfindlicher Film, worauf das Abbild fällt. Doch befindet sich auf der Netzhaut ein Punkt, wo das Sehen vollkommen ist: der gelbe Fleck (Macula lutae), ein Punkt von 0,15 cm Durchmesser, genau in der Mitte der

Netzhaut gelagert. Wenn dieser Punkt im Brennpunkt liegt, besteht die Zentraleinstellung, und wir sehen normal.

Bei schlechtem Sehen und bei Augenanstrengung ist der Brennpunkt nicht mehr auf den Punkt der zentralen Einstellung beschränkt. Er nimmt eine größere Fläche ein, und das Sehen wird unscharf. Der Zweck dieses Buches ist es deshalb, Ihnen zur richtigen Einstellung an dieser zentral gelagerten Stelle zu verhelfen.

Zum besseren Verständnis eine einfache Demonstration: Stechen Sie mit einer Stecknadel ein Loch in einen Papierbogen. Halten Sie den Bogen vors Auge, und betrachten Sie durch das Stecknadelloch ein Bild an der gegenüberliegenden Wand. Wenn Sie schlecht sehen, wird das Bild jetzt scharf umrissen sein, um vieles klarer, als Sie es vorher sehen konnten. Warum? Eben weil der winzige Raum, durch den Sie schauten, die Lichtstrahlen auf die Mitte der Sehfläche, auf den gelben Fleck, beschränkt. Diese Klarheit der Einstellung ständig als einen Zustand des normalen Sehens beizubehalten und nicht nur als vorübergehende Besserung, das ist es, was hier angestrebt wird.

Bei allen abnormen Augenzuständen schwindet die Zentraleinstellung. Wie läßt sich feststellen, ob sie auch bei Ihnen nicht mehr vorhanden ist? Konnten Sie besser sehen, als Sie durch das Stecknadelloch schauten, so bestätigt das den Verlust der Zentraleinstellung. Sie sehen mit exzentrischer Einstellung, d. h. durch die Nervenfibern, die am Rande liegen, statt durch die zarten empfindlicheren in der Mitte der Sehfläche.

Die exzentrische Einstellung kann oft die Ursache von Kopfschmerzen, Müdigkeit oder Unbehagen verschiedener Art sein, wie z. B. das Zucken der Augenlider oder des Augapfels. Diesem Zucken kann man, nebenbei bemerkt, wirksam begegnen: mit den Zeigefingern setzt man von beiden Seiten an der höchstgelegenen Stelle der Nasenwurzel einen Druck an. Jeder Druck auf den Augapfel selbst ist dabei zu vermeiden. Der Druck wird bei geschlossenen Augen einige Minuten fortgesetzt, bis sich eine Erleichterung einstellt.

Es gibt noch eine andere Möglichkeit, festzustellen, ob Sie mit zentraler oder exzentrischer Einstellung sehen. Betrachten Sie irgendeines der Worte auf dieser Seite. Sehen Sie das Wort am schärfsten, *wenn Sie direkt darauf schauen,* oder erkennen Sie es leichter, indem Sie etwas daneben schauen? Sehen Sie den unteren Teil eines Buchstabens besser als dessen oberen Teil, wenn Sie den Blick auf die obere Hälfte richten? Wenn Sie das bei sich feststellen müssen, dann fehlt Ihrem Auge die Zentraleinstellung. Sobald sich diese verliert, entsteht die seelische Belastung. Das normale Sehen wird stets von einer gesunden seelischen Verfassung begleitet, während sich die Augenanstrengung gleichzeitig mit der seelischen Belastung bemerkbar macht. Vielleicht ist das eher verständlich, wenn man bedenkt, daß das Auge mit dem Gehirn enger in Beziehung steht als mit irgendeinem anderen Organ. Wirklich kann vom Auge gesagt werden, daß es ein Teil des Gehirns ist, da es zu Beginn seiner Entwicklung im Mutterleib während unserer embryonalen Entwicklungsphase einen Gehirnteil bildet; erst durch das weitere Wachstum des Embryos wird es zum menschlichen Auge.

Die Zentraleinstellung, ohne die es kein richtiges Sehen geben kann, ist durch die seelische Entspannung wiederzuerlangen. Es ist damit nicht eine passive, träge, schläfrige Art der Entspannung gemeint, sondern eine geistige Wachheit, welche darauf basiert, einen Gedanken richtig zu denken – *nicht aber nur einen Gedanken zu haben*, wie es geschieht, wenn man sich auf etwas konzentriert, denn das allein ist bereits eine Art von Spannung. Die geistigen Funktionen erreichen ihre optimale Leistungsfähigkeit in diesem Zustand der inneren Aufmerksamkeit.

Die Voraussetzungen dieses Ratgebers zur Wiedererziehung der Augen täuschen in ihrer Einfachheit, daher ist es angebracht, sie dem Leser gut einzuprägen. Er neigt unter Umständen dazu, den Text zu überfliegen, und denkt: »Ist das alles? Wie kann etwas so Einfaches eine grundlegende Änderung bewirken? Wenn es weiter nichts ist, das kann ich.«

Tatsächlich wird jedoch der Leser nur wenig Nutzen von den Grundprinzipien haben, bis ihm diese vollkommen verständlich geworden sind und er bereit ist, sie *in ihrer Gesamtheit* zu befolgen. Sie haben mit der Methode keinen Erfolg, wenn Sie nur die äußere Form der Übungen beachten und dabei das Wesentliche – den geistigen Teil des Sehens – beiseite lassen. Die Augenanstrengung – ich möchte nochmals darauf hinweisen – ist die Ursache schlechten Sehens. Es gibt viele Arten der Augenanstrengung, jedoch nur eine einzige Behandlungsmethode: die Entspannung, *welche im seelischen Bereich beginnt*.

Deshalb ist es bei der Verbesserung der Sehkraft von geringer Bedeutung, wie die Entscheidung in dem langen, bitteren Streit über die Frage der Akkommodation ausfällt. Ob es nun der Ziliarmuskel oder die Augenmuskeln sind, welche die Akkommodation bewirken, scheint eine müßige Frage zu sein, sofern es das Geistige ist, das die Ursache des Problems in sich birgt.

Solange der Sehnerv unbeschädigt ist, kann das Sehvermögen gebessert werden, nicht aber, indem es einfach herbeigewünscht wird. Hierin liegt die Gefahr der irreführenden Einfachheit.

Die Menschen glauben, daß sie innerlich gesammelt sind – daß sie sich im Zustand der geistigen zentralen Einstellung befinden, ohne die eine Zentraleinstellung des Auges undenkbar ist –, doch lassen sie sich gleichzeitig durch ein Dutzend anderer Gedanken ablenken: die Verabredung, die sie nach den Übungen einzuhalten haben, die Arbeit, die sie soeben beendet hatten, die Erinnerung an jemand, den sie auf der Straße sahen, irgendein ungelöstes Problem, das ihnen keine Ruhe läßt, ein belangloser Tagtraum.

Alle unwesentlichen Gedanken ausschalten zu lernen, das Interesse auf einen einzigen Gedanken gerichtet zu halten ist nicht einfach. Doch auf die Dauer macht die Mühe, die es gekostet hat, sich vielfach bezahlt – nicht nur in gebesserter Sehkraft, sondern auch in erhöhter geistiger Leistungsfähigkeit.

Das Sehen, wir müssen es nochmals sagen, ist zu neun Zehntel geistiger Natur; nur ein Zehntel ist physisch. Das gilt natürlich nicht allein für das Sehen. Sie sitzen in einem Konzertsaal, wo gerade eine Sinfonie gespielt wird. Wenn Sie Ihren Gedanken freien Lauf lassen, hören Sie nichts, obgleich der Raum von Klang erfüllt ist. Oder Sie besuchen einen Vortrag, bekommen Langeweile, und verlieren sich in Gedanken. Ihre Aufmerksamkeit kehrt durch plötzlich einsetzenden Applaus zurück. Sie haben jedoch nichts vom Gesagten wahrgenommen, das zu diesem Applaus führte.

Menschen, die sich die verderbliche Gewohnheit zu eigen gemacht haben, das Radio spielen zu lassen und dabei ihr Gespräch zu führen, werden bald gegen Radiogeräusche so unempfindlich, daß sie sie gänzlich überhören.

Ebenso ist es beim Sehen. Sie »lesen« ein Buch; wenn sich aber Ihr Geist mit dem Gelesenen nicht beschäftigt, haben die Worte für Sie keine Bedeutung. Sie starren zum Fenster hinaus mit dem »verlorenen Blick«, den die Romanschriftsteller so lieben, Ihr Geist ist mit Gedanken und Träumen beschäftigt, und Sie sehen nichts. Nur dann, wenn Sie mit bewußter Aufmerksamkeit aus dem Fenster schauen, »sehen« Sie etwas. Die Muskeln des nicht sehenden, starrenden Auges sind gespannt, das Sehen ist verschwommen; dieser Zustand wird von einer Augenanstrengung begleitet, selbst wenn Sie sich dieser Anstrengung nicht bewußt sind. Wirklich empfinden auch diejenigen das Unbehagen am wenigsten, die ihre Augen am meisten überlasten. Deshalb müssen Sie also, um zu sehen, Ihre ganze Aufmerksamkeit dem widmen, was Sie betrachten! Da das Auge sich immer nur auf ein sehr kleines Feld scharf einstellen und dabei seine maximale Kraft entfalten kann, entsteht beim Versuch, ein größeres Feld zu sehen, physisch ein verschwommenes Sehen und geistig ein Mangel an Konzentration. Lehren Sie sich selbst, *das zu sehen, was Ihre Augen erfassen* – also ein kleines Feld nach dem anderen zu betrachten. Sobald nämlich die Zentraleinstellung fehlerlos ist, sieht das Auge normal.

Denken Sie an das, was Sie sehen

Betrachten Sie einen Gegenstand nicht nur mit den Augen, sondern schenken Sie ihm auch Ihre geistige Aufmerksamkeit. Je plastischer ihn der Geist wahrnimmt, desto genauer wird er vom Auge erfaßt. Prüfen Sie das selbst. In dem Zimmer, in dem Sie sitzen, gibt es wahrscheinlich ein Dutzend Gegenstände, die Sie nicht mehr »sehen«, weil Sie so an ihr Vorhandensein gewöhnt sind, daß Sie nicht weiter von ihnen Kenntnis nehmen. Betrachten Sie jeden einzelnen der Reihe nach, nicht starr, aber mit raschen, leichten Blicken, und denken Sie nach über das, was Sie sehen. Dort, den Türknopf zum Beispiel – hätten Sie ihn vorher beschreiben können? Jetzt wissen Sie in etwa Bescheid über seine Größe, seine Form, das Material, aus dem er besteht, Sie kennen seine relative Lage zur Tür, weil Sie ihn geistig und nicht nur mit Ihren Augen beobachtet haben.
Vielleicht kennen Sie die psychologischen Tests, die in den Klassenzimmern amerikanischer Colleges durchgeführt werden. In einer ruhigen Minute betritt jemand das Klassenzimmer, verursacht einen Zwischenfall, indem er den Lehrer mit einer Schußwaffe bedroht, wild gestikuliert und danach wieder hinausgeht. Wenn dann die Schüler der Klasse aufgefordert werden, das zu beschreiben, was geschah, sind die Differenzen wahrhaft phantastisch. Da sind solche, die fest behaupten werden, daß der Eindringling die Schußwaffe abfeuerte, andere, die erklären werden, daß er sie zum Schlagen benützte, wieder andere, daß es gar keine Schußwaffe gab. Die Beschreibungen der Person des Eindringlings selbst werden variieren zwischen groß und klein, zwischen dick und dünn und zwischen hell und dunkel.
Das ist ein Grund dafür, daß die Berichte von Augenzeugen so un-

zuverlässig zu sein pflegen. In weit größerem Maß als wir wirklich erkennen, sehen wir, was wir zu sehen glauben.

Die meisten von uns, insbesondere die Kurzsichtigen, die die Fähigkeit verloren haben, entfernter liegende Dinge zu sehen, gehen durchs Leben, fast ohne seine Schönheiten wahrzunehmen, weil sie vergessen haben, wie sie zu sehen sind.

Wenn ein Künstler eine Gegend malt, die uns lange bekannt gewesen ist, betrachten wir mit Staunen das Bild.

»So ist diese Landschaft überhaupt nicht«, protestieren wir. »So habe ich sie nie gesehen.«

Doch mit dem Auge eines Künstlers gesehen, lernen wir das zu sehen, was schon immer vor uns lag.

Sogar solch ein altbekanntes Phänomen wie der Film zeigt uns das, was wir zu sehen glauben, nicht das, was wir tatsächlich sehen: eine Folge unbeweglicher Bilder vermittelt uns die Illusion der Bewegung.

Richten Sie Ihren Blick immer nur auf ein kleines Feld.

Statt zu starren und ein ganzes Bild auf einmal erfassen zu wollen – denn auf diese Weise vereiteln Sie den Zweck der Zentraleinstellung – betrachten Sie immer nur einen kleinen Bildteil und verschieben Sie das Blickfeld weiter von Teil zu Teil; blinzeln Sie dabei ganz natürlich. Je kleiner der Raum, desto deutlicher werden Sie ihn sehen.

Menschen, die schlechte Sehangewohnheiten angenommen haben, versuchen stets den erfaßten Raum durch Starren zu erweitern und wirken gerade dadurch ihrer eigenen Absicht entgegen. Das Starren verursacht nicht nur Muskelspannung, es verringert auch die Sehkraft. Das können Sie selbst feststellen. Starren Sie unentwegt einen Gegenstand oder ein Wort auf dieser Seite an. Nach einigen Augenblicken solcher Anstrengung verlieren die Buchstaben ihre scharfen Umrisse und werden verschwommen.

Das Verschieben des Blickfelds

Das normale Auge kann, wie wir schon sagten, jeweils nur eine kleine Fläche deutlich sehen; um ein ganzes Bild aufzunehmen, verschiebt sich daher der Blick mit enormer Geschwindigkeit. Die Verschiebung des Blickfelds ist eine Funktion des guten Sehens. Bei seelischer Spannung und Augenbelastung beginnt das Auge seine

Fähigkeit der raschen Verschiebung zu verlieren und statt dessen zu starren. Später werden wir zeigen, wie diese Fähigkeit, das Blickfeld der Augen ununterbrochen und rasch zu verschieben, zurückzugewinnen ist, um die Spannungen zu lösen und das Sehen zu bessern.

Beginnen Sie schon jetzt damit, und machen Sie es sich zur Gewohnheit, die Augen zu entspannen und durch häufiges Üben im Umstellen der Brennweite von nah auf fern den Blick zu klären, d. h. in rascher Abwechslung die Augen auf nah- und fernliegende Gegenstände zu richten.

Das Blinzeln

Das Auge, welches die Fähigkeit zur zentralen Einstellung verloren hat, neigt anstelle der normalen Augenverschiebung zum starren Blick und verliert außerdem die Gewohnheit des normalen Blinzelns.

Das Blinzeln hält die Augen feucht und staubfrei, sorgt für Augenblicke der Dunkelheit und Ruhe und trägt dazu bei, ein Starren zu vermeiden. Nehmen Sie sich vor, oft zu blinzeln, so lange, bis es ganz unwillkürlich geschieht.

Augenwasser und -bäder ebenso wie all die zahllosen Präparate, die der Markt anbietet, sind nicht mehr als Ersatzmethoden, die für die Augen das tun sollen, was Sie naturgemäß viel besser selbst tun können. Natürliches, häufiges Blinzeln ist wichtig für die Gesundheit der Augen. Doch gibt es immer wieder Menschen, die es so machen wie der Mann, dem ein Teelöffel einer Medizin guttat und der alsdann die ganze Flasche leerte, in dem Glauben, daß es ihm noch mehr helfen müsse. Manche irregeleiteten Enthusiasten, die merken, daß das Blinzeln die Augen ausruht, entspannt und feucht hält, blinzeln gewaltsam und pausenlos, bis es den Anschein hat, als litten sie an einem nervösen Tick. Es ist das natürliche Blinzeln, wonach wir streben. Ein Übertreiben schadet mehr, als es hilft.

Das Üben neuer Augenangewohnheiten

Schon haben Sie also einige Methoden gelernt, mit deren Anwendung Sie beginnen sollten – nicht morgen oder nächste Woche oder erst an dem Tag, den Sie vorausbestimmt haben, um wirklich mit den Übungen anzufangen, sondern jetzt.

1. Denken Sie an das, was Sie sehen
2. Richten Sie Ihren Blick immer nur auf ein kleines Feld
3. Vermeiden Sie zu starren
4. Verschieben Sie das Blickfeld auf natürliche Weise
5. Blinzeln Sie oft.

Lassen Sie Ihre Augen bei jeder Gelegenheit ruhen, indem Sie die Lider leicht schließen. Schließen Sie die Augen, wenn Sie Musik oder Radio hören, und immer, wenn Sie ein paar Minuten zum Tagträumen, Denken oder Planen Zeit haben. Die Ruhe wird sich in klarerem Sehen bemerkbar machen. Nach einer Ruhepause werden Sie auch Gegenstände besser sehen können.
Bedenken Sie aber, daß zwischen dem »Sehen des Gegenstands« und dem »Sich-darum-Bemühen« ein Unterschied besteht. Sobald sich das Auge anstrengt, geschehen drei Dinge: das Auge starrt, verschiebt nicht mehr das Blickfeld und verliert die zentrale Einstellung. Das gesunde Auge verschiebt das Blickfeld siebzigmal im Bruchteil einer Sekunde. Die folgenden Übungen betonen daher das Üben der Blickfeldverschiebung.

Die genannten fünf neuen Sehangewohnheiten sind an sich weder schwierig noch kompliziert. Doch muß ich nochmals betont auf das Gefährliche hinweisen, sie wegen ihrer ausgesprochenen Einfachheit nicht ernst zu nehmen. Es ist nicht leicht, sich eine aktive geistige Aufmerksamkeit anzueignen. Es bedeutet ein Wiederinstandsetzen vernachlässigter geistiger Angewohnheiten; derjenige, der es als ein Kinderspiel abtut, wird wahrscheinlich einige lustlose Versuche machen und es dann aufgeben.

Aber es kann kein Zweifel bestehen, daß ein Übermaß an menschlicher Fähigkeit, Begabung und Energie durch den Mangel an geistiger Aufmerksamkeit verlorengeht. Die wenigsten von uns haben eine Vorstellung von ihren eigenen Möglichkeiten oder von der Energie, die entfesselt werden könnte, die aber während des bestehenden Zustands ungenutzt bleibt.

Wir beobachten zwei Menschen mit gleichem Können, gleicher Ausbildung, gleichem Intellekt; verblüfft sehen wir, wie einer vor dem anderen raschen Vorsprung gewinnt.

»Wie ist es möglich, daß Joe soviel mehr erreichte?« fragen wir. »Tom ist doch ein ebenso guter Mann.«

Die Antwort ist natürlich, daß Joe seine Fähigkeiten nutzt, während Toms Fähigkeiten ihm selbst verborgen blieben. Er verstand es nicht, seine eigenen Begabungen und Energien zu entfalten, um dadurch sein Leben fruchtbringender, reicher und freudenvoller zu gestalten.

Freude ist ein Wort, an das zu glauben dem Menschen ständig schwerer fällt, etwas, von dem er nur in seiner Kindheit einen kurzen Blick erhascht. Wie ein Phantom schwindet sie mit den Jahren und liegt trotz allem als eine unerreichbare, strahlende Substanz dem Traum eines jeden zugrunde. Die ganze Zeit aber ist sie in uns selbst und wartet nur auf das Befreitwerden.

Auch in unserer grimmigen Zeit kann das Leben mit Freude gelebt werden. Wenn wir das lernen könnten, würde selbst diese Zeit ihre Grimmigkeit verlieren. Immer finden wir die Antwort in uns selbst:

> »Die Schuld, lieber Brutus,
>   daß wir die Unterworfenen sind,
> Liegt nicht in den Sternen,
>   sondern in uns selbst.«

Gedächtnis und Vorstellungsvermögen

In einem der früheren Kapitel wurde darauf hingewiesen, daß das
Auge in vielerlei Hinsicht wie ein Fotoapparat arbeitet. Ein Bild,
so sagten wir, wird vom Film aufgenommen; sehen können wir es
aber erst nach der Entwicklung des Films. Die Netzhaut des Auges
wird belichtet, ein Bild entsteht darauf, doch als Bild sehen wir es
erst, nachdem es vom Geist gedeutet worden ist.

Das Gedächtnis

Wie deutet der Geist das Bild? Dies geschieht durch das Gedächtnis
und die Vorstellungskraft. Sie schauen durchs Zimmer und »sehen«
einen Stuhl. Sie wissen, daß es ein Stuhl ist, denn Ihr Gedächtnis erinnert sich solcher Gegenstände als Stühle. Der Säugling aber sieht
diesen Stuhl nicht, denn ihm fehlt die Erinnerung an den Begriff
des Stuhls. Erst nachdem ihn die Erfahrung gelehrt, daß etwas ein
Stuhl ist, ist ihm dabei das Gedächtnis in Zukunft dienlich und ver-
sieht ihn mit dieser Deutung. Daher spielt das Gedächtnis beim
Sehen die wichtigste Rolle, da es das rasche Erkennen des Gegenstands ermöglicht. Je vertrauter der Gegenstand ist, desto besser
arbeitet das Gedächtnis, und um so geringer ist die Anstrengung.
Jeder hat schon die Erfahrung gemacht, daß man nach einem Museumsbesuch Erschöpfung empfindet. Wir hören eine Frau ausrufen:
»Ich bin durch das Einkaufen völlig erledigt.« Warum? Nicht deshalb, weil man sich beim Museumsbesuch oder beim Einkauf besonders angestrengt hätte, sondern darum, weil das Auge pausenlos
ungewohnte Gegenstände betrachtete. Es ist eine erwiesene Tatsache, daß man beim Betrachten unbekannter Gegenstände, wobei
das Gedächtnis die Aufgabe hat, ständig zu übersetzen, die Augen
und den Geist ermüdet, so daß sich eine Belastung bemerkbar
macht und dadurch Lichtbrechungsfehler entstehen.
Dabei tritt auch wieder das alte Übel auf, nämlich der starre
Blick. Wenn wir im Museum ein Gemälde, einen Wandteppich, eine
Plastik betrachten, versuchen wir jedesmal, das Ganze auf einmal zu
sehen. Die Folge hiervon ist, daß das Auge nicht mehr das Blick-

feld verschiebt, daß sich die Muskeln anspannen und das Sehen verschwommen wird. Würden wir, indem wir einen neuen Gegenstand betrachten, versuchen, nur ein kleines Feld zu sehen, statt das Blickfeld starr zu fixieren, als wollten wir alles auf einmal verschlingen, wären wir weniger müde.

Hier begegnen wir erneut dem Problem der Gedankenbeherrschung und Entspannung. Denn die geistige Aufmerksamkeit stellt sich erst ein, wenn wir entspannt sind, und nur danach kann ein fehlerloses Gedächtnis entstehen. Sobald man sich einen Gegenstand genau vergegenwärtigen kann, ist auch das Sehen normal.

Ihr Gedächtnisvermögen ist ein Maßstab Ihrer Aufmerksamkeit und Entspanntheit. Die Figur des geistesabwesenden Professors ist dagegen das beliebte Beispiel der Konzentrationsfähigkeit oder des »Einen-einzigen-Gedanken-Denkens«, das einen entspannten Zustand der Aufmerksamkeit ausschließt.

Ein bezeichnendes Beispiel dafür, wie ein präzises Gedächtnisvermögen richtiges Sehen bedingt, zeigt der Fall eines Gauklers, der sein Brot durch Messerwerfen verdiente, wobei ihm ein Zirkusmädchen als Zielscheibe diente. Niemals unterlief ihm ein Fehlwurf; trotzdem bestand er nicht den Augentest bei der militärischen Musterung. Bei der einen Bewegung des Messerwerfens – eines vom Gehirn gesteuerten und vom Gedächtnis genau festgehaltenen neuromuskulären Vorgangs – war das Sehen dieses Mannes fehlerlos.

Die Schneiderin, die mühelos einen Faden selbst durch das kleinste Nadelöhr zieht, aber deshalb doch nicht gut genug sieht, um lesen zu können, ist ein weiteres Beispiel eines Menschen, dessen Sehen bei einem einzigen Sehvorgang normal ist; fehlerlos haftet dieser Vorgang im Gedächtnis und ermöglicht daher das genaue Sehen. Anders gesagt: das Sehen ist nicht allein vom Abbild auf der Netzhaut abhängig, sondern von der geistigen Übertragung des Abbilds.

Wiederholt beobachtete ich, daß die Menschen, die zu mir kommen, weil sie schlecht sehen und deren Augen überlastet sind, fast ausnahmslos an Gedächtnisschwäche leiden. Am auffälligsten zeigt sich das bei Schulkindern, deren Leistungen fast immer ungenügend sind, sobald Sehstörungen vorliegen.

Zahllose Versuche haben erwiesen, daß das Kind ebenso wie der Erwachsene sich beim Betrachten eines unbekannten Gegenstands anstrengt. Die Augen von Kindern, die bei normalem Sehen in der Schule ein bekanntes Wort an der Tafel lesen können, verkrampfen sich, sobald sie ein unbekanntes Wort zu lesen haben, auch wenn es mit viel größeren Buchstaben geschrieben wird. Diese Augenverkrampfung nimmt erheblich zu, wenn das Kind vor seinen Lehrern, vor seiner Unfähigkeit zu lernen, vor dem Gescholtenwerden oder dem Minderwertigerscheinen Angst bekommt. Niemand ist so empfindlich gegen Spott wie ein Kind. Wenn das Kind nervös oder schüchtern oder zeitweise physisch unterentwickelt ist, kann das Erlebnis, wegen eines Fehlers ausgelacht zu werden, Narben an seiner Selbstachtung hinterlassen, die unter Umständen jahrelang nachwirken.

Arbeitet der Intellekt des Kindes zu langsam (oder glaubt es das auch nur), um das neue Wort oder den neuen Gegenstand zu begreifen, so starrt es ihn an und bemüht sich unbewußt darum, den Gegenstand mit aller Gewalt zu erfassen. Kein Wunder, daß sich die häufigen Augenfehler hauptsächlich bei den Schulkindern entwickeln.

Es ist verblüffend zu sehen, wie sich ihre Leistungen bessern, wie das Tempo ihrer geistigen Entwicklung beschleunigt wird, sobald die Augenbelastung behoben ist. Das geschieht aber nicht, weil die Kinder nun besser sehen, sondern weil sie aus dem Zustand der seelischen Belastung befreit werden, der sie am richtigen Lernen hinderte.

Seelisch entspannt ist man aufnahmefähig und behält das Gelernte. Wir kennen den Typ des Studenten, der in der Nacht vor seinem Examen kein Auge schließt. Fieberhaft büffelt er und fällt dann trotzdem durch, weil er so müde ist, daß er Fragen, deren Antwort er eigentlich wüßte, einfach nicht beantworten kann.

Worauf ist eine Augenanstrengung, die sich beim Betrachten unbekannter Gegenstände einstellt, zurückzuführen? Die seelische Verkrampfung, die durch das Erkennenwollen entsteht, ist hier als die Ursache zu bezeichnen. Das Gedächtnis ist deshalb eines unserer wichtigsten Hilfsmittel, schlechtes Sehen zu bessern; nur dann behalten wir einen Gegenstand genau im Gedächtnis, wenn wir ihn aufmerksam betrachtet haben. Je geringer die Aufmerksamkeit, desto undeutlicher die Erinnerung.

»Ich habe ihn nur ein einziges Mal gesehen, aber sein Gesicht blieb mir unvergeßlich ... Als wir durch die Ortschaft fuhren, sah ich alles nur einen Augenblick lang, und doch habe ich es immer noch vor Augen.« Jeder von uns hat die Erfahrung gemacht, daß ihm Gesichtszüge, ein Gegenstand oder eine Landschaft, Dinge, die wir in einem Moment erfaßten, als unser Interesse stark erregt und unsere Aufmerksamkeit gesteigert war, wie ins Gedächtnis einradiert erhalten blieben.

Das erleichtert uns das Verständnis, weshalb zwei Menschen niemals von einer Sache genau die gleiche Vorstellung haben. Jeder sieht die Sache anders. Er sieht sie nach seinem individuellen geistigen Auffassungsvermögen, und dieses wiederum ist abhängig von der Genauigkeit, mit der sein Gedächtnis die Sache wiederzugeben vermag. Unsere Auffassungen sind tatsächlich ebenso verschieden voneinander wie der Unterschied, der zwischen unseren Fingerabdrücken und unseren Charaktereigenschaften besteht. Beauftragen Sie fünf Kunstmaler, genau dieselbe Landschaft zu malen, und Sie werden fünf verschiedene Landschaften erhalten. Die Bilder werden gewisse Ähnlichkeiten aufweisen, doch auch große Unterschiede werden bestehen, denn jeder Maler malte nicht allein das, was er durch seine Augen sah, sondern ebenso das, was ihm sein Gedächtnis, seine Phantasie, seine Erfahrungen und seine Persönlichkeit geboten. VAN GOGH, TURNER und REMBRANDT würden jeder eine hoch individuelle Auffassung wiedergeben, denn alle drei hätten ein anderes Bild gesehen. HONORÉ DAUMIER trug sich den ganzen Tag mit Erinnerungen an Menschen und Geschehnisse, und bei Nacht – so präzis war sein Gedächtnis – ließ er sie vor seinem geistigen Auge wiedererstehen, um sie zu zeichnen.

So unentbehrlich auch das Gedächtnis als eine Stütze für das Sehen ist, es kann nicht erzwungen werden. Jeder hat schon versucht, sich krampfhaft eines Namens zu erinnern, und mußte sich darüber ärgern, daß ihm dieser entfallen war. »Er ist mir so bekannt wie mein eigener«, ruft man ungeduldig. »Er liegt mir auf der Zunge!« Sie provozieren die seelische Verkrampfung, wenn Sie auf solche Weise Ihr Gedächtnis zu drängen versuchen; schon allein durch das Anstarren eines Gegenstands, dadurch, daß Sie das Auge zum Sehen zwingen wollen, verursachen Sie eine Augenanstrengung. Beide Male bringen Sie sich um das, was Sie ursprünglich erreichen wollten. Nur Entspannung führt zur höchsten Leistungsfähigkeit. Sobald Sie innerlich gelöst sind und die Verkrampfung nicht mehr vorliegt, fällt Ihnen der Name, nach dem Sie so angestrengt suchten, mühelos wieder ein. »Plötzlich wußte ich ihn, als ich überhaupt nicht daran dachte«, so stellen Sie nachher fest.

Das Vorstellungsvermögen

Unser zweites geistiges Hilfsmittel ist die Phantasie, womit ich die Fähigkeit bezeichne, präzise geistige Bilder aus dem Gedächtnis wachzurufen, sich bei geschlossenen Augen an das Bild eines bestimmten Gegenstandes klar zu erinnern.

Es ist mir aufgefallen, daß das Wort »Bilder« von vielen mißverstanden wird. RIBOT hat dafür in seinem Buch »Die Psychologie der Aufmerksamkeit« eine ausgezeichnete Begriffsbestimmung formuliert: »Das Bild ist keine Fotografie, sondern eine Wiederbelebung der sensorischen und motorischen Teile, die an der Wahrnehmung beteiligt waren. Im gleichen Maße wie die Intensität dieser Wahrnehmung steigt, nähert sich die Wiedergabe immer mehr der Erscheinung des Originals.«

Nun ist aber die Phantasie, so wie wir diesen Ausdruck gebrauchen, abhängig von der Gedächtniskraft. Sie besteht aus einer geistigen Begriffssynthese, aus Teilen, an die man sich getrennt erinnert. Wir sind nur soweit imstande, uns einen Gegenstand vorzustellen oder vor unserem geistigen Auge zu sehen, wie wir uns an ihn erinnern können. Wollten wir uns zum Beispiel das scharfe, deutliche Bild des Großbuchstabens »C« vorstellen, so müssen wir zuerst imstande sein, uns daran zu erinnern, wie dieser Buchstabe aussieht. Mit welchem Erfolg ein fehlerloses Vorstellungsvermögen auf die geschwächte Sehkraft einzuwirken vermag, konnte immer wieder gezeigt werden.

Von einem der dramatischsten Beispiele des zurückgewonnenen normalen Sehens, das allein durch die Anwendung der Phantasie innerhalb einer viertel Stunde erreicht wurde, berichtete DR. BATES. Ein Arzt kam zu ihm und bat um Hilfe. Er hatte vierzig Jahre lang Brillen getragen und war nicht imstande, ohne sie das große »C« der Snellen-Prüfkarte aus sieben Meter Entfernung zu erkennen.

DR. BATES zeigte dem Arzt zuerst, wie er seine Augen durch Übungen zu entspannen habe; er hieß ihn sodann die Augen schließen und sich ein pechschwarzes »C« vorzustellen – mit anderen Worten, ein geistiges Bild entstehen zu lassen. Es gelang dem Arzt, und sobald er das Bild deutlich vor seinem geistigen Auge sehen konnte, wurde auch die Prüfkarte für ihn sichtbar und klar. Sofort legte er seine Brille ab, ohne dabei eine Wiederkehr seiner Augenschwäche erleben zu müssen. Der Grund für den raschen Erfolg der Behandlung liegt natürlich darin, daß sich alle Augenzellen, infolge des fehlerlosen Erinnerns an den Buchstaben, vollkommen entspannten.

Manche Menschen entdecken an sich die Fähigkeit, lebhaft, rasch und mühelos die geistigen Bilder vor sich entstehen zu lassen; die Mehrzahl von uns ist dazu nicht imstande. Die Art der Verkrampfung, an der Sie leiden, bestimmt es, inwieweit Sie die Fähigkeit besitzen, sich etwas zu vergegenwärtigen. Bei Akkommodationsfehlern und insbesondere bei Kurzsichtigkeit ist die Schwierigkeit erheblich größer. Die Gedächtnisstärke, die Sie erreichen können, ist bedingt durch die Intensität des Interesses und der Aufmerksamkeit, die Sie jeder Arbeit entgegenbringen; und die Phantasie, d. h. also das Vorstellungsvermögen, wird wiederum durch Ihre Gedächtniskraft beeinflußt.

Bei der Suche nach einem besseren Sehen wird daher durch technische Übungen die Kräftigung des Gedächtnisses und der Vorstellungskraft betont. Einfache und oft primitive Mittel, wie etwa kindliche Spiele und geistige Bilder, gelangen zur Anwendung, um dadurch das Gedächtnis und die Phantasie anzuregen; auf diese Weise löst sich die seelische Verkrampfung, und man erzielt ein besseres Sehen.

Das Alter spielt hierbei überhaupt keine Rolle. Viele Leute sagen: »Ich bin zu alt für eine Wiedererziehung meiner Augen. Mein ganzes Leben lang trug ich eine Brille. Die Methode mag jungen Leuten helfen, aber für mich ist sie keine Hilfe mehr.«

Das Sehen ist jedoch weniger abhängig von den physischen Organen als von dem Gedächtnis und der Vorstellungskraft. Die Augen sind daher niemals zu alt für eine Besserung ihrer Sehfunktion. Solange der Geist arbeitsfähig ist, kann auch den Augen älterer Menschen wieder zum normalen Sehen verholfen werden. Die Augen sind zum Sehen da, und bei richtigem Gebrauch werden sie ein ganzes Leben lang ihren Zweck erfüllen.

Das Gedächtnis und der schwarze Punkt

In dem Kapitel, in dem vom *Blickfeld* die Rede war, zeigten wir, daß die Fläche, die das Auge bei einem einzelnen Blick zu erfassen vermag, äußerst gering ist und daß die Illusion, eine größere Fläche gleichzeitig zu überblicken, lediglich durch das rasche Verschieben des Blickfeldes zustande kommt. Je kleiner die Fläche, die Sie betrachten, so sagten wir, um so deutlicher können Sie diese sehen, weil Sie dadurch die Lichtstrahlen auf den lichtempfindlichsten Teil der Netzhaut konzentrieren.

Das trifft mit gleicher Kraft für den geistigen Teil des Sehens zu. Je kleiner das Feld ist, das man genau im Gedächtnis behielt und sich vergegenwärtigte, um so schärfer ist der geistige Brennpunkt, und um so besser sieht man es.

Ich möchte hier ein eindrucksvolles Beispiel aufzeigen. Man brachte vor einigen Monaten einen jungen Italiener zu mir, der seit fünfundzwanzig Jahren blind gewesen war. Im Alter von zwölf Jahren wurde er unter dem rechten Auge vom Horn eines Stiers durchbohrt. Statt sofort dieses Auge herauszuoperieren, versuchten die Ärzte es zu retten. Es entwickelte sich daraufhin im anderen Auge eine sympathetische Augenentzündung. Man entfernte das rechte Auge, und der Junge erblindete auf dem linken. Der Sehnerv war jedoch unbeschädigt, und Helligkeit konnte er mit diesem Auge noch wahrnehmen. Er bemerkte also den Wechsel von Tageshelle und Dunkelheit, obwohl er keine Gegenstände erkennen konnte.

Der junge Mann wurde zwecks Behandlung nach Amerika geschickt, wo er von drei führenden orthodoxen Augenärzten untersucht wurde, die alle die gleiche Diagnose stellten: daß das Auge zerstört sei und keine Aussicht bestehe, jemals das Augenlicht zurückzugewinnen. Die Regenbogenhaut war ziemlich erblaßt, und die Pupille – die Öffnung, durch die das Licht die Netzhaut erreicht – war verschlossen.

Das schien nun ein ziemlich hoffnungsloser Fall zu sein. Ich erklärte, daß niemand wissen könne, inwieweit ein Auge fähig sei, seine Funktion wiederherzustellen, und beschrieb die Methode, die ich anzuwenden gedachte. Soweit es das physische Auge betraf, gab es sicherlich wenig, mit dem man arbeiten konnte, doch der junge Mann hatte einen ausgezeichneten Intellekt, und so bediente ich mich seiner.

Er besaß eine große Kraft der bildhaften Vorstellung, und während er sich zu entspannen lernte, begann ich auch auf seine Phantasie einzuwirken. Aber wie, überlegte ich, wende ich mich an das bildhafte Vorstellungsvermögen eines Menschen, der schon so lange blind ist.

Er erzählte mir von seiner Heimatstadt, Turin, die am Fuße der italienischen Alpen liegt. Als er das »lange Schwingen« machte, hatte er sich deshalb so deutlich wie möglich an das Alpen-Panorama zu erinnern, so daß sein Blickfeld sich von einem Berggipfel zum anderen verschieben würde.

Nun begann ich damit, seine Phantasie anzuregen. Er sagte mir, daß er sich an eine große Kugel auf der Spitze eines Kirchturms erinnere. Nach und nach konnte er sich dieses Bild immer genauer vorstellen. Ich machte ihm zur Aufgabe, diese Kugel immer kleiner werden zu lassen.

Acht Tage arbeitete er daran, und vor seinem geistigen Auge schrumpfte die Kugel zusammen, bis er sie schließlich nur noch als schwarzen Punkt sah. Im gleichen Augenblick – in dem Moment, als das Bild vor seinem geistigen Auge die Größe des Punkts der Zentraleinstellung auf der Netzhaut hatte – öffnete sich die Pupille!

Das geschah nicht über Nacht. Die Behandlung erstreckte sich über eine Zeit von sechs Monaten. Der Ausfluß in der vorderen Augenkammer zwischen der Hornhaut und der Regenbogenhaut, der im Verlauf von fünfundzwanzig Jahren hart geworden war, begann wie Pulver zu zerbröckeln und wurde allmählich absorbiert. Heute ist dieser Mann in der Lage, Zimmermöbel, die er noch bis vor kurzem nur als Schatten wahrnehmen konnte, immer deutlicher zu sehen. Er kann Farben erkennen. Das Auge, mit dem er früher nur Tag und Nacht unterscheiden konnte, sieht jetzt den Rauch einer Zigarette!

Wieviel er von seinem normalen Sehvermögen wiedererlangen wird, läßt sich trotz merklich fortschreitender Besserung noch nicht voraussagen.

Sich genau an einen Punkt zu erinnern – eine Kleinigkeit, nicht wahr? Doch was bedeutet das in Wirklichkeit? Es heißt, einen Gedanken richtig zu denken.

Schwierigkeiten
bei kurz- und weitsichtigen Augen

An dieser Stelle sollten wir die Frage beantworten, die Sie vielleicht stellen mögen.

»Ich bin kurzsichtig«, sagen Sie, »und ein anderer Leser dieses Buches ist weitsichtig. Ein Dritter leidet vielleicht an astigmatischen Augen oder ist alterssichtig. Sollen wir nun alle die gleichen Übungen machen, obwohl wir Probleme ganz verschiedener Natur haben?«

Von Fällen, bei denen eine besondere Behandlungsmethode notwendig ist, wird später noch die Rede sein; aber in diesem Zusammenhang müssen wir darauf hinweisen, daß die Entspannungsmethode in allen Fällen dieselbe ist, wenn auch jeder der soeben genannten Zustände eine andere Art der Augenbelastung darstellt. Welcher Art sind diese Augenbelastungen, und welche Wirkungen haben sie eigentlich auf uns?

Die Kurzsichtigkeit

Eines der häufigsten und lästigsten Augenleiden ist die Kurzsichtigkeit. Sie ist zurückzuführen auf eine ungleichmäßige Muskelspannung der Augen. Der Augapfel wird hier durch den Druck der beiden Muskelbänder, die ihn in der Mitte quer umspannen, in eine längliche Form gepreßt. Wegen der Straffheit dieser Muskelbänder bildet sich der Brennpunkt der parallel eintretenden Lichtstrahlen bereits an einer Stelle, die vor der Netzhaut liegt. Beim Versuch, einen entfernten Gegenstand zu betrachten, erscheint dieser daher undeutlich und verzerrt. Es liegt also bei Kurzsichtigkeit eine Verkrampfung vor, die sich beim Sehen in die Ferne einstellt. Unsere Aufgabe ist es, die Sehweite auszudehnen.

Wenn man eine Brille trägt, bilden die Lichtstrahlen den Brennpunkt auf der Netzhaut, wie beim normalen Sehen. Da aber die Form des Augapfels unverändert bleibt, ist dadurch die Ursache der Schwierigkeit noch lange nicht behoben. Im Gegenteil: mit der Zeit verlängert sich nämlich der Augapfel immer mehr, und die Gläser müssen ständig stärker werden, um die wachsende Kurzsichtigkeit auszugleichen.

Die Kurzsichtigkeit zeigt sich gewöhnlich bei Schulkindern im Alter von acht bis fünfzehn Jahren. Als deren Ursache dürfte wohl der Umstand gelten, daß das Zusammentreffen einer radikalen Umstellung des Drüsen- und Nervensystems, die das Kind während der Pubertätszeit durchmacht, mit den Besorgnissen und Ängsten, die oft den Einschränkungen und dem Wetteifern der Schulzeit entspringen, zu einem neuen Komplex seelischer Belastungen führt. Solche Belastungen nehmen andererseits wiederum einen starken Einfluß auf Kurzsichtigkeit und andere Augenstörungen. Das Bemühen, Worte auf der Wandtafel zu erkennen, die Furcht, Aufgaben nicht ebenso rasch wie andere lösen zu können, die Angst vor dem Versagen – alles das sind Momente, die gewisse seelische und physische Verkrampfungen auslösen und häufig der Grund sind, weshalb das Kind nicht in der Lage ist, das auf der Wandtafel Geschriebene erkennen zu können.

Die Folge ist, daß das Kind sich beim Sehen anstrengt. Es entwickelt eine geduckte Körperhaltung, indem es sich immer tiefer über seine Bücher beugt, oder es hält den Kopf beim Gehen nach unten, um dadurch den Weg besser sehen zu können. Kopfschmerzen und nervöse Augenangewohnheiten stellen sich ein. Das Kind bemüht sich, Gegenstände besser zu erkennen, indem es die Augen halb schließt. Es können sich bei ihm typische seelische Merkmale bilden. So kann es z. B. passieren, daß es wetteifernden Spielen den Rücken kehrt und für sich allein bleibt, sich verkapselt und mit den engen Grenzen seiner Welt zufrieden ist. Nur widerstrebend und nach beharrlichem Zureden der besorgten Eltern läßt es sich dazu bewegen, wieder hervorzukommen.

Allzuoft wird das Kind von seinen wohlgesinnten Eltern schnurstracks zum Augenarzt gebracht, der ihm eine Brille verschreibt. Ein Kind, das eine Brille trägt, ist stets ein trauriger Anblick. Automatisch wird es dadurch vieler Möglichkeiten zur Spiel- und Sportbeteiligung beraubt. Abgesehen davon aber wird sich im allgemeinen das Sehen weiterhin verschlechtern. Die Brillenstärke nimmt zu, so daß in etwa zehn bis fünfzehn Jahren die Augen des Patienten einen großen Teil ihrer Akkommodationsfähigkeit eingebüßt haben. Die Muskeln haben, je nach der Brillenstärke, ihre Beweglichkeit verloren.

Legen Sie Ihren Arm einige Wochen lang in eine Schlinge, und Sie werden die Feststellung machen, daß die Muskeln durch eine erzwungene Ruhe geschwächt werden können. Nach einer Operation oder Erkrankung, bei der Sie längere Zeit das Bett hüten mußten, haben die Beine den einfachen Vorgang des Gehens von neuem zu erlernen. Darf man also annehmen, daß die Widerstandskraft und Ausdauer der Augenmuskeln größer sei?

Weil alle Körperteile sich gegenseitig beeinflussen, ist es wichtig – besonders bei Kurzsichtigkeit –, auf die Körperhaltung zu achten. Eine gebückte Haltung beim Gehen oder Lesen wird Ihnen nicht helfen, besser zu sehen. Im Gegenteil: dadurch, daß die verkrampften Genickmuskeln den Blutkreislauf im Gehirn und in den Augen hemmen, wird das Sehen erschwert.

Bei Kurzsichtigen bildet sich außerdem infolge ihrer gebückten Körperhaltung ein gewisser Minderwertigkeitskomplex und ein Gefühl des Versagens. Bei gesenktem Kopf und nach oben gerichtetem Blick hat man ständig das Gefühl, vor einem Problem zu stehen, dem man nicht gewachsen ist. Es ist klar, daß hieraus zwangsläufig ein Gefühl der Unzulänglichkeit entsteht. Nehmen Sie eine aufrechte Haltung ein und schauen Sie geradeaus. Dadurch bekommen Sie einen neuen Blickwinkel. Aufgrund richtiger Durchblutung der Augen bessert sich das Sehen, und Sie gewinnen Vertrauen zu sich selbst. Nun scheint Ihnen das Problem nicht länger unbezwingbar; Sie sind ihm gewachsen.

Dies ist weder ein Buch, in dem von Schönheitspflege die Rede ist, noch geht es darin um die Verbesserung Ihres Aussehens. Niemand verhält sich aber vollkommen gleichgültig gegenüber seiner äußeren Erscheinung. Das Bewußtsein der eigenen Erscheinung steht in enger Beziehung zum Selbstvertrauen, mit dem Sie den Menschen und den Aufgaben des Lebens begegnen. Angesichts dessen scheint der Hinweis darauf nicht überflüssig, daß eine gebückte Körperhaltung stets einen ungünstigen Eindruck von Ihrer moralischen und physischen Stärke erzeugt. Bei einer richtigen Körperhaltung dagegen fühlen Sie sich wohler, ja, diese ist sogar eine absolute Vorbedingung für einen normalen Ablauf der Körperfunktionen. Sie verleiht jedem Menschen größere Anmut, und auch der korpulente Mensch wirkt anziehender.

Achten Sie deshalb auf eine aufrechte Körperhaltung, und richten Sie Ihren Blick geradeaus. Wenn Sie sich bereits an eine gebückte Körperhaltung gewöhnt haben, dann werden sich die schlaff gewordenen Muskeln gegen die neue aufrechte Körperhaltung wehren. Halten Sie aber durch, und Sie werden feststellen, wieviel wohler und kräftiger Sie sich fühlen. Sie werden spüren, bis zu welchem Grad Ihre Augenverkrampfung und -ermüdung bereits nachgelassen hat.

Kurzsichtige Augen können durch Übungen wieder erzogen werden. Im allgemeinen herrscht eine ziemlich unklare Vorstellung darüber, was mit »Übungen« eigentlich gemeint ist; deshalb sind hier einige Worte zur Erläuterung dieses Begriffs angebracht. Die Übungen der Bates-Methode unterscheiden sich in ihrer Art grundsätzlich von denen, derer sich orthodoxe Augenärzte bedienen. Diese Übungen basieren nämlich auf dem Gebrauch mechanischer Vorrichtungen, elektrischer Spiralen, Stereoskope und ähnlichem, deren Bewegungen das Auge zu verfolgen hat.

Dadurch werden die konvergierenden Augenmuskeln auf künstliche Weise trainiert. Diese gehören jedoch zu den willkürlichen Muskeln und sind an der Akkommodation nicht beteiligt.

Die hier beschriebenen Übungen befassen sich, wie Sie sehen werden, ausschließlich mit dem unwillkürlichen Teil des Muskels; sie vereinen in sich geistige und physische Übungen.

Kurzsichtige Menschen, darunter auch solche, die viele Jahre hindurch auf Brillen angewiesen waren, können ihre Augen bis zu einem erstaunlichen Grad wiedererziehen. Bei ernsten Zuständen beschleunigt die Hilfe eines Fachmanns diesen Vorgang, doch auf die Dauer hängt eine Besserung von Ihrer eigenen Beharrlichkeit ab. Das kurzsichtige Auge ist ein starrendes Auge. Es versucht, durch sein hartnäckiges Bemühen einen fern liegenden Gegenstand genau zu erkennen, das Sehen zu erzwingen und alle Teile des Gegenstandes auf einmal und mit gleicher Klarheit zu erfassen. Demzufolge verändert das Auge den Blickpunkt nicht auf leichte und natürliche Art, wie das beim normalen Auge geschieht.

Anders gesagt: Das kurzsichtige Auge hat die Fähigkeit zur zentralen Einstellung verloren. Viele der Übungen dienen allein dazu, diese Fähigkeit zu erneuern.

Ich bin davon überzeugt, daß die Kurzsichtigkeit ihren Ursprung in den seelischen Verwirrungen der Kindheit findet. Selbst beim Säugling treten bereits die Symptome einer ungleichen Muskelspannung auf. Wie oft sieht man das Kind in seinem Bettchen liegen, einen bewegungslosen, glitzernden Gegenstand anstarrend, den man über sein Bettchen hing, um es dadurch »ruhig« zu halten. Die winzigen Augenmuskeln erstarren, und keiner bemerkt den dabei angerichteten Schaden, bis das Kind das schulpflichtige Alter erreicht und der Lehrer in der Schule feststellen muß, daß es die Wandtafel nicht sehen kann.

Die Weit- oder Übersichtigkeit

Die Weit- oder Übersichtigkeit ist das Gegenteil von Kurzsichtigkeit. Durch diesen Zustand bildet sich der Brennpunkt der Lichtstrahlen hinter der Netzhaut. Diese Art der Augenbelastung wird in der Regel von verschwommenem Sehen, Kopfschmerzen und nervöser Ermüdung begleitet, und es macht immer Schwierigkeiten, sich auf den nahen Blickpunkt umzustellen.

Das sogenannte weitsichtige Auge ist also nicht fähig, wie man meinen könnte, die ferner liegenden Gegenstände besser zu sehen, als es das normale Auge kann. Nur vermag das weitsichtige Auge nicht zu sehen, was nahe vor ihm liegt.

Ein Mensch, der an Weitsichtigkeit leidet, bekommt bei vielem Lesen leicht Schwindelgefühle, die Gegenstände sind wie von Nebelschleiern umgeben, und oft kommt es dabei zu einer Augenentzündung.

Die Alterssichtigkeit

Die im Volksmund unter dem Namen Alterssichtigkeit bekanntgewordene Augenschwäche der mittleren Jahre ist die Folge schlaff gewordener Augenmuskeln, die ihre Akkommodationsfähigkeit eingebüßt haben. Es wurde allgemein angenommen, daß die Alterssichtigkeit eine der unvermeidlichen Beschwerden zunehmenden Alters ist und daß dagegen kein Kraut gewachsen sei.

Tatsache aber ist, daß sich immer wieder ein Mensch als die Ausnahme von der Regel erweist. So wie etwa der unbeugsame Individualist, den DR. OLIVER WENDELL HOLMES in seinem Buch »Der Autokrat am Frühstückstisch« beschreibt: »Heute noch lebt im Staate New York ein alter Gentleman, der, als er eines Tages bemerkte, daß seine Sehkraft nachzulassen begann, sich sofort daran machte, seine Augen dadurch zu stärken, daß er selbst feinste Druckschrift zu lesen versuchte. Auf diese Weise gelang es ihm, der Natur die dumme Gewohnheit völlig auszutreiben, sich ausgerechnet etwa um das fünfundvierzigste Lebensjahr gewisse Freiheiten herauszunehmen. Nun vollführt dieser alte Herr mit seiner Feder selbst die erstaunlichsten Kunststücke, die alle den Beweis erbringen, daß es sich bei seinen Augen offenbar um zwei Mikroskope handeln dürfte. Ich scheue mich fast zu sagen, wieviel er auf die Fläche eines Groschens schreiben kann – denn, ob es sich dabei um die Psalmen oder die Evangelien oder die Psalmen und die Evangelien handelt, weiß ich nicht mit Sicherheit.«

Alters- und Weitsichtigkeit gleichen sich in vieler Hinsicht, doch das Entscheidende dabei ist, daß bei beiden eine Anstrengung beim Sehen in die Nähe vorliegt. Ein Mensch, der an Alterssichtigkeit leidet, kann sich selbst demonstrieren, welche Wirkung eine Augenanstrengung auf seine Sehkraft ausübt. Wenn Sie nach längerem Lesen Unbehagen empfinden sollten, machen Sie mehrere Sekunden lang das »Palmieren«. Nehmen Sie danach das Buch wieder zur Hand, so werden Sie feststellen, daß die Schrift jetzt leichter zu erkennen ist, und daß Sie das Buch selbst bei geringerem Leseabstand lesen können. Die Besserung mag nur von kurzer Dauer sein, dennoch zeigt sie das Vorhandensein einer Augenbelastung.

Die charakteristischen Merkmale lassen sich ebenso wie bei Kurz- und Weitsichtigkeit auch bei Alterssichtigkeit feststellen. Soweit es persönliche Charaktereigenschaften betrifft, wäre man vielleicht zu der Behauptung berechtigt, daß der an Alterssichtigkeit Leidende mehr als jeder andere von einer Wiedererziehung der Augen profitiert. Da diese Art der Augenbelastung meist erst in mittleren Jahren auftritt – obwohl es auch eine große Zahl von Ausnahmefällen geben mag, die sich über Alterssichtigkeit in Kindesjahren bis hinauf zum normalen Sehen selbst noch im Alter von neunzig Jahren erstrecken –, macht sich auch gleichzeitig die beginnende geistige Unbeweglichkeit bemerkbar, die erstarrte Denk- und Handlungsweise, die darauf schließen läßt, daß der Mensch nicht mehr in der Lage ist, von seinen alten Gewohnheiten zu lassen.

Für einen solchen Menschen ist das Erlernen neuer geistiger und physischer Gewohnheiten nicht ganz leicht, doch die neugewonnene geistige Beweglichkeit und ein lebhafteres Reaktionsvermögen entschädigen schließlich um ein Vielfaches für die Mühe, die es machte, dorthin zu gelangen.

Der Astigmatismus

Infolge der ungleichen Muskelspannung, die den Augapfel und die Hornhaut aus ihrer vollkommenen Kugelform in eine unsymmetrische Form zwingen, gibt es beim verschwommenen Sehen keinen genau abgegrenzten Brennpunkt.

Jedem wird es gelingen, den Zustand des vorübergehend astigmatischen Auges absichtlich hervorzurufen, indem er so lange einen Gegenstand anstarrt, bis dieser nur noch unklar zu erkennen ist und er seine Form zu verlieren scheint. In psychologischer Hinsicht gesellt sich zur astigmatischen Augenerkrankung noch eine seelische Belastung, die Gesundheitsschäden oder nervöse Zustände auszulösen vermag.

Einem unter Astigmatismus leidenden Menschen fällt es nicht nur schwer, Gegenstände genau zu erkennen; unter Umständen erscheinen sie ihm auch verunstaltet und deformiert. In keinem der anderen Fälle ist es derart zutreffend zu sagen, das Auge täusche, denn das astigmatische Auge unterliegt wirklich seltsamen Täuschungen. Wenn dieser Mensch einen Gegenstand betrachtet, sieht er ihn möglicherweise doppelt und dreifach; oder er sieht nur einen Teil davon – der Rest fehlt einfach. Auf diese Weise kommt es zu verzerrten Abbildern, und das Gehirn muß sich bemühen, die Zerrbilder zu erkennen und zu übersetzen – das bedeutet aber eine zusätzliche Belastung.

Die Buchstabenübung

In den früheren Kapiteln sprachen wir über die Methoden, die zur physischen und seelischen Entspannung führen und eine natürliche Verschiebung des Augenblickfelds fördern.

Ist erst einmal diese Entspannung erreicht, so müssen wir mit dem Aufbauen der Sehkraft beginnen. Die Zentraleinstellung und die Akkommodationsfähigkeit, d. h. die Einstellung des Augenbrennpunkts auf wechselnde Entfernungen, müssen wiederhergestellt werden.

Folgende Übung hat sich hierbei als überaus nützlich erwiesen. In einem einzigen Vorgang vereint sie die meisten Prinzipien zur Wie-

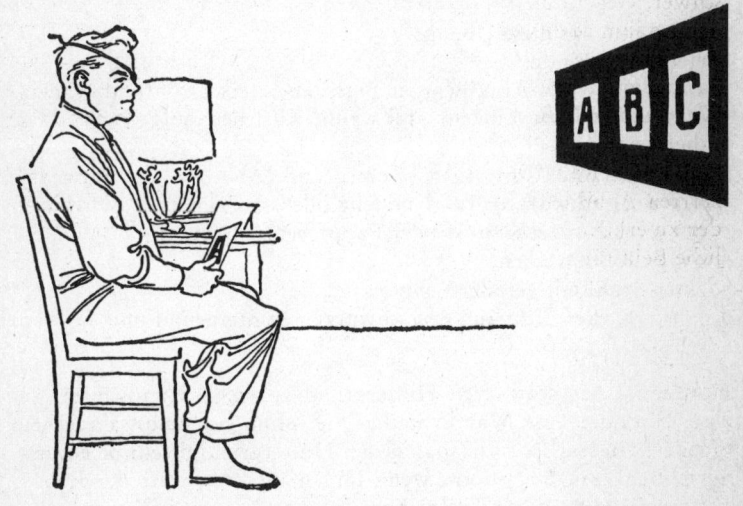

Abb. 20 Buchstabenübung

dererziehung der Augen. Sie findet Anwendung beim Aufbau der Sehkraft und in Fällen, bei denen die Augen durch ungleiche Muskelspannungen, mechanische Verletzungen oder den »grauen Star« bereits den größten Teil ihrer Sehkraft eingebüßt haben. Durch diese Übung wurde schon bei Kurzsichtigen die Sehweite gesteigert, während sie bei Weitsichtigkeit dazu beitrug, das nahe Sehen erneut herzustellen. Sie bewährt sich besonders in Fällen, bei denen ein Auge besser als das andere sieht und die Sehkraft des einen Auges der des anderen angeglichen werden muß.

Täglich eine Zeitlang durchgeführt – ob tage-, wochen- oder monatelang, je nach der Schwere des individuellen Augenfehlers –, wird diese Übung wesentlich dazu beitragen, das Sehen sowohl aus der Ferne wie auch aus der Nähe zu bessern.

Beginnen Sie mit der Übung erst, nachdem Sie die Anweisungen mehrmals durchgelesen haben und sie ganz verstehen. Die einzelnen Schritte erfüllen alle ihren besonderen Zweck; wenn Sie also einige auslassen oder dabei nur halb bei der Sache sind, wird es zu Ihrem eigenen Nachteil sein. Achten Sie im Verlauf der Übungen darauf, daß Sie stets genau wissen, was zu machen ist und wie es zu machen ist.

Sie brauchen für diese Übung:
1. eine Augenbinde,
2. eine Serie einfacher schwarzer Buchstaben, etwa fünfundzwanzig Millimeter hoch, einzeln auf weiße Kärtchen aufgezogen oder gedruckt[5],
3. einen einfachen schwarzen Hintergrund (Abb. 20), der entweder aus einer schwarzen Tafel besteht oder aus einem Wandschirm, der mit schwarzem Stoff oder Pappe bezogen ist,
4. einige Reißzwecken,
5. einen Stuhl mit gerader Lehne,
6. je ein starkes Licht für den schwarzen Hintergrund und für sich selbst.

Heften Sie den schwarzen Hintergrund an einen Wandschirm, an eine Tür oder eine Wand. Stellen Sie, ohne sich selbst damit zu blenden, ein starkes Licht so, daß der Hintergrund direkt beleuchtet wird. Benützen Sie jedoch, wenn immer möglich, statt der künstlichen Beleuchtung das direkte Sonnenlicht.

Befestigen Sie drei oder vier Buchstabenkarten mit den Reißzwecken auf der Mitte des Hintergrunds in einem Abstand von je acht Zentimetern und ein wenig unter Augenhöhe. Wir wollen der

---

[5] Kurzsichtigen Menschen fällt diese Übung anfangs leichter, wenn weiße Buchstaben auf schwarzem Hintergrund aufgezogen werden. Nach einiger Übung mit weißen Buchstaben wird es auch Kurzsichtigen möglich sein, die schwarzen Buchstaben mit Erfolg zu gebrauchen.

Einfachheit halber annehmen, daß es die Buchstaben A, B und C sind.

Setzen Sie sich so weit von den Buchstaben weg, daß sie sich zwar noch unterscheiden lassen, aber nicht ohne weiteres zu erkennen sind. Bei jedem Menschen wird diese Entfernung verschieden sein. Der weitsichtige Mensch wird in einer größeren Entfernung beginnen, der kurzsichtige dagegen in geringerem Abstand. Wichtig ist, daß man in einer Entfernung sitzt, in der man zwar den Buchstaben als solchen sehen, aber noch nicht deutlich erkennen kann.

Ehe Sie mit der Übung beginnen, machen Sie Ihre Entspannungsgymnastik, das »Sonnen«, das »Palmieren« und das »lange« und »kurze Schwingen«.

Nehmen Sie nun die Duplikate der drei Buchstaben zur Hand, die Sie auf dem Hintergrund anbrachten. Mit der Augenbinde über dem einen Auge[6] setzen Sie sich aufrecht, aber bequem und entspannt.

1. Übung

Halten Sie die erste Karte – nehmen wir an, es ist der Buchstabe A – ein wenig unter Augenhöhe vor sich hin. Während Sie die Karte betrachten, ruhig, ohne zu starren und bei normalem Blinzeln, bewegen Sie sie fort von sich bis zur Armeslänge und bringen Sie sie dann wieder zurück bis nahe ans Gesicht heran. Wiederholen Sie dies zehn- bis zwölfmal. Die Bewegung sollte schnell ausgeführt werden, um durch rasche Umstellung die Akkommodation des unbedeckten Auges anzuregen (Abb. 21).

2. Übung

Halten Sie die Karte in angemessenem Leseabstand ruhig in der Hand und führen Sie dabei eine Kopfbewegung aus, indem Sie den Kopf leicht und langsam von oben nach unten bewegen. Ihr Blick

---

[6] Machen Sie diese Übung zuerst immer nur mit einem Auge, und bedecken Sie dabei jeweils das andere durch die Binde. Üben Sie erst später mit beiden Augen gleichzeitig. Sollten die Augen jedoch nicht gleich stark sein, dann werden Sie vorwiegend mit dem schwächeren üben müssen, um sie dadurch beide einander anzugleichen.

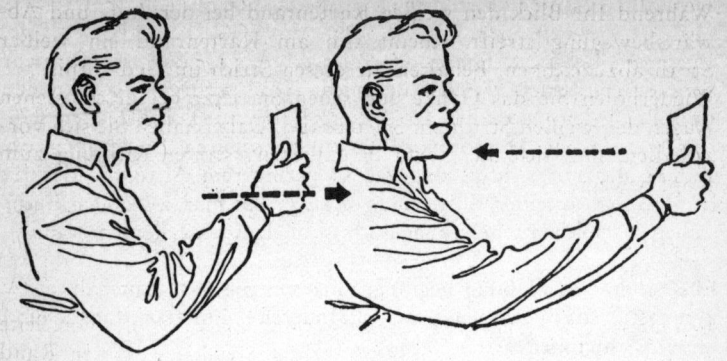

Abb. 21

streift dabei den linken Kartenrand. Denken Sie sich, daß sich die
Karte beim Kopfschwung immer in entgegengesetzter Richtung
dreht; wiederholen Sie das dreimal. Indem Sie das Schwingen fortsetzen, streifen Sie jetzt mit dem Blick den linken Rand des ent-
sprechenden Buchstabens A an der Wand und wiederholen dies
ebenfalls dreimal (Abb. 22).

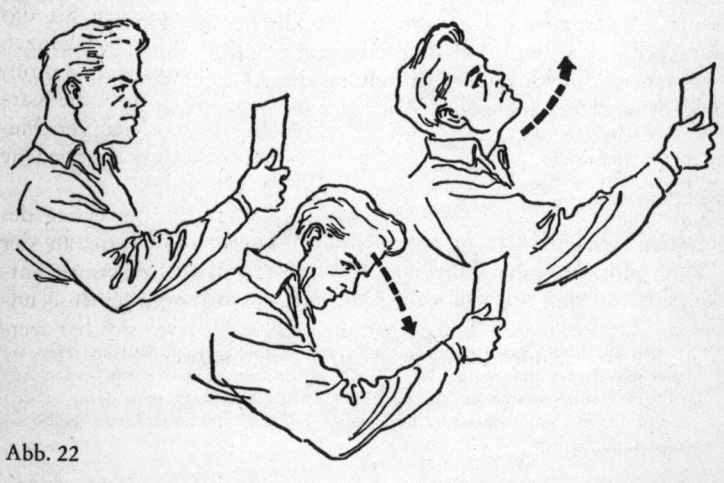

Abb. 22

Während Ihr Blick den weißen Kartenrand bei der Auf- und Abwärtsbewegung streift, scheint sich am Kartenrand ein weißer Strich abzuzeichnen. Behalten Sie diesen Strich im Gedächtnis. Wiederholen Sie das Ganze und sehen Sie jetzt bei geschlossenen Augen den weißen Strich am Kartenrand. Dabei haben Sie sich vorzustellen, daß sich die Karte in entgegengesetzter Richtung zum Kopf bewegt.

3. Übung

Bei geöffneten Augen schwingen Sie mit dem Kopf sanft von Seite zu Seite; dabei streift der Blick zuerst dreimal den oberen Rand der Tafel in Ihrer Hand, sodann den oberen Rand der Karte an der Wand. Wiederholen Sie das ebenfalls bei geschlossenen Augen. Führen Sie auf die gleiche Weise den Blick am rechten Kartenrand entlang und schließlich auch am unteren Rand von rechts nach links. Achten Sie auf den imaginären weißen Strich an jedem der Ränder.

4. Übung

Streifen Sie nun mit dem Blick die vier Kartenränder: von links unten nach links oben, von links oben nach rechts oben, von rechts oben nach rechts unten und am unteren Rand wieder zum Ausgangspunkt zurück. Wiederholen Sie das dreimal und machen Sie das gleiche mit der Karte an der Wand. Wiederholen Sie den ganzen Vorgang bei geschlossenen Augen und achten Sie besonders darauf, daß Sie sich sowohl den imaginären weißen Strich als auch die Kartenbewegung stets dabei vergegenwärtigen. Es sind vier verschiedene Kopfbewegungen, folglich müssen Sie auch vier verschiedene Kartenbewegungen vor sich sehen.

Während Sie die sanfte horizontale oder vertikale Bewegung des Kopfes ausführen, wird Ihnen wahrscheinlich die Karte an der Wand plötzlich ganz deutlich erscheinen, weil dabei Ihre Augen entspannt sind und Sie sich nicht beim Sehen anstrengen. Ebenso unvermittelt werden die Buchstaben der anderen Karten sichtbar werden, die zu erkennen Sie keine Anstrengung machten.

5. Übung

Bis jetzt haben wir uns darauf beschränkt, nur die Ränder der sich in Ihrer Hand befindenden Karte und die Ränder der an der Wand hängenden Karte zu betrachten. Betrachten Sie nun mit kurzen flüchtigen Blicken den Buchstaben in Ihrer Hand.

6. Übung

Schließen Sie die Augenlider und stellen Sie sich den Buchstaben, den Sie in der Hand halten, geistig vor. Drücken Sie dabei die Augenlider nicht zu, sondern lassen Sie sie von selbst zufallen. Viele Menschen neigen dazu, die Augen bei geschlossenen Lidern nach oben zu drehen; achten Sie darauf, denn auch das ist eine Ursache von Spannung.
Während Sie den Buchstaben vor sich sehen, bewegen Sie langsam und leicht den Kopf nach beiden Seiten. Natürlich werden Sie den Buchstaben nicht klar erkennen können, wenn Sie sich nur ungenau an ihn erinnern. Öffnen Sie deshalb die Augen und betrachten Sie ihn nochmals. Schließen Sie jetzt die Augen und zeichnen Sie den Buchstaben mit dem gedachten, an Ihrer Nasenspitze befestigten Malpinsel. Im Augenblick des Zeichnens muß für Sie jeder Strich pechschwarz sein. Folgen Sie mit Ihrem inneren Auge der Spitze des Malpinsels und beobachten Sie, wie die Farbe aufgetragen wird.

Oft sehen Sie zuerst das Bild der weißen Karte, die Sie in Ihrer Hand halten. Öffnen Sie die Augen und schauen Sie nur für den Bruchteil einer Sekunde auf den Buchstaben und betrachten Sie sein tiefes Schwarz. Sollte daraufhin der Buchstabe immer noch nicht erscheinen, so ist das ein Zeichen Ihrer Verkrampfung.
Lassen Sie dann einen Augenblick lang Karte und Buchstabe außer acht und machen Sie statt dessen die Übung zur Entspannung der Kopf- und Genickmuskeln. Sobald Sie bei der Kopfbewegung wieder die frühere Entspanntheit empfinden, stellen Sie sich nochmals den Buchstaben vor. Sie werden ihn sehen.

Indem Sie weiterhin den Kopf langsam und leicht von Seite zu Seite schwingen, öffnen Sie dabei die Augen und werfen Sie einen flüchtigen Blick zur entfernten Wand. Betrachten Sie dabei die sich *unter* dem Buchstaben A befindende weiße Fläche. Der Buchstabe wird jetzt wahrscheinlich schwärzer und schärfer umrissen sein, als er es zu Beginn der Übung war. Wie rasch er sich aber vollkommen klärt, ist hauptsächlich von der Genauigkeit abhängig, mit der es Ihnen gelingt, sich den pechschwarzen Buchstaben bei geschlossenen Augen vorzustellen.

Bei dieser Übung verlieren viele den Mut zum Weitermachen. Ungeduldig sagen sie: »Es gelingt mir einfach nicht, den Buchstaben zu sehen. Ich gebe es auf.«

Dann müssen Sie sich jetzt einmal darüber klarwerden, wieviel Ihnen Ihre Sehkraft wert ist. Es wurde nämlich nachgewiesen, daß fünfundsiebzig bis neunzig Prozent unserer Leistungsfähigkeit von unserem Sehvermögen abhängen.

Immerhin, niemand verlangt etwas Anstrengendes oder gar Unvernünftiges von Ihnen: nur Geduld und Selbstdisziplin; soviel Willenskraft, wie nötig ist, um nicht gleich die Flinte ins Korn zu werfen, sobald man der ersten Andeutung einer Schwierigkeit begegnet; nur dies, eine schmerzlose, entspannende und äußerst nützliche Übung zu machen, die Sie zeitlich verhältnismäßig wenig in Anspruch nimmt, als eine Bewährungsprobe, an der Sie immer mehr Ihre Freude haben können.

Wenn man an die Opfer denkt, die viele Menschen bringen, die sich strengen Diätvorschriften unterwerfen, die sich bearbeiten lassen, die schwitzen und anstrengende Gymnastik machen, um nichts als ein paar Pfund abzunehmen – und all das ohne Protest –, dann scheint es unsinnig, der schlichten Geduld und Ausdauer, die bei der Buchstabenübung verlangt wird, ausweichen zu wollen.

Es gibt Fälle, wie ich schon sagte, in denen der Schüler eine so starke Vorstellungskraft besitzt, daß er diese Übung ohne weiteres beherrscht. Erst vor kurzem erlebte ich den Fall eines jungen Mannes, der ständig Brillen getragen hatte und dessen Sehvermögen anfing, stark nachzulassen.

Er machte die Entspannungsübungen und begann dann mit der Buchstabenübung. Dabei zeigte sich, daß er ein solch ausgezeichnetes Vorstellungsvermögen besaß, daß er nicht nur sofort den gedachten Buchstaben innerlich sehen konnte, sondern auch imstande war, ihn bei offenen Augen neben dem wirklichen Buchstaben an der gegenüberliegenden Wand zu »sehen«.

Das Ergebnis war ein plötzlich eintretendes normales Sehen, das bis zum Ende der Stunde anhielt. Mit Leichtigkeit konnte er die zweitletzte Zeile der Snellen-Prüfkarte lesen. Als er eine Woche später wiederkam, wußte er zu berichten, daß die normale Sehkraft vier Tage lang angehalten habe. Es dauerte nur eine halbe Stunde, um sie von neuem zu erreichen.

Mancher Schüler bedarf einer fünfzehn bis zwanzig Minuten langen »Vorübung«, bevor es ihm gelingt, sich den Buchstaben genau vorzustellen. Vielleicht sehen Sie nur einen Teil des Buchstabens – etwa den linken Strich des Buchstabens A. Öffnen Sie dann die Augen und betrachten Sie, um dem Gedächtnis nachzuhelfen, die rechte Seite des Buchstabens, und versuchen Sie es dann nochmals.

Das Bild entsteht bei Ihnen unter Umständen ganz plötzlich, schwindet aber auch ebenso rasch wieder. Es wird dann nicht lange dauern, bis es schließlich fünf bis zehn Sekunden anhält. Wenn das Bild plötzlich erscheint und es gelingt Ihnen, es festzuhalten, sehen Sie normal.

Erscheint es nicht, dann sind Sie entweder nicht genügend entspannt, oder Sie denken an etwas anderes – denken also nicht einen einzigen Gedanken richtig. Sie werden mit der Übung mehr Erfolg haben, wenn Sie sie allein machen. In Anwesenheit anderer neigt man zur Befangenheit und beschäftigt sich mit Gedanken, die mit der Übung nichts zu tun haben.

Wiederholen Sie dieselbe Übung mit der B- und C-Karte, legen Sie die Augenbinde über das andere Auge und nehmen Sie die ganze Übungsgruppe von neuem durch. Dabei dürfen Sie niemals die Buchstaben an der gegenüberliegenden Wand anstarren. Ihr Blick muß sich rasch und leicht zwischen der Karte in Ihrer Hand und jener an der Wand hin und her bewegen, hin und her, ohne daß Sie sich beim Sehen besonders bemühen. Vergessen Sie dabei nicht zu blinzeln. Während Sie sich den Buchstaben vorstellen, erinnern Sie sich an seine Schwärze. Früher oder später wird hinter Ihren geschlossenen Augenlidern der schwarze Buchstabe entstehen. Sobald das geschieht, öffnen Sie die Augen und schauen, indem Sie den Kopf leicht hin und her bewegen, auf den Buchstaben an der Wand, der allmählich immer klarer und schwärzer werden wird.

Wie lange sollen Sie die Buchstabenübung machen? So lange, wie Sie dafür Zeit haben. Wenn Sie der Übung täglich eine Stunde widmen können – ausgezeichnet! Steht Ihnen nur eine halbe Stunde zur Verfügung, dann muß auch diese Zeit ausreichen. Wenn Ihnen, nachdem Sie die Entspannungsübungen gemacht haben, nur eine viertel Stunde zur Buchstabenübung bleibt, nehmen Sie eben dazu die fünfzehn Minuten – aber *regelmäßig jeden Tag*. Selbstverständlich wird sich Ihr Sehen um so schneller bessern, je mehr Zeit Sie den Übungen widmen können.

Wie ich schon sagte, vereinigt diese Übung sowohl die Prinzipien rascher Akkommodation in sich wie auch die Augengymnastik, die zur Wiederherstellung der Zentraleinstellung, zur Ausbildung des Vorstellungsvermögens, zur Stärkung des Gedächtnisses und der Konzentrationsfähigkeit führt; auch das Schwingen und die Übung zur Verschiebung des Blickfelds sind ein Teil dieser Gymnastik. Durch beharrliches Üben sieht der Kurzsichtige allmählich auch Gegenstände aus größerer Entfernung. Sobald Sie selbst den Erfolg feststellen können, sobald Sie erkennen, wie sich aufgrund dieser Übungen Schilder und Plakate und ebenso Druckschrift leichter lesen lassen, ohne daß mechanische Hilfsmittel dabei nötig wären, werden Sie Ihr Übungspensum mit Vergnügen absolvieren.

Schielaugen

Die Ursache des Schielens liegt in dem ungleichen Spannungsverhältnis der Augenmuskeln, welches verhindert, daß die Augen gleichzeitig auf ein und denselben Punkt gerichtet sind. Hieraus entstehen eine ganze Reihe beunruhigender Symptome physischer Natur, unter anderem Schlaflosigkeit, starke Ermattung, sogar Übelkeit und Verdauungsstörungen. Das Schielen wird in der Regel von einer ungewöhnlich starken Müdigkeit begleitet, die sich beim Lesen einstellt.

Die Auswirkungen dieser Art von Spannung machen sich besonders bei Kindern bemerkbar, die oft verdrießlich und reizbar sind. Häufig zeigen sie sich verstockt und meiden den Umgang mit Gleichaltrigen, so daß sie zuweilen zu den »schwierigen Kindern« gehören.

Meistens ist beim schielenden Menschen die Sehkraft des einen Auges besser als die des anderen. Das Bild, das aus zwei verschiedenen Abbildern von ungleicher Stärke zusammengesetzt ist, ist undeutlich. Durch das Unvermögen, die beiden Bilder einander an Stärke anzugleichen, erfährt das stärkere Auge eine Kräftigung seiner Funktion, während das schwächere weiterhin an Kraft verliert, bis es schließlich seine Sehkraft ganz einbüßt.

Auch bei Säuglingen findet man nicht selten Schielaugen, obwohl das in der Regel eher eine Erscheinung des dritten und vierten Lebensjahres ist. Infolge seelischer oder physischer Überlastung, nach einem schweren Nervenschock oder irgendeiner ernsten Erkrankung kann sich auch in späteren Jahren dieser Zustand entwickeln.

Die orthodoxe Behandlungsmethode sieht für Schielaugen entweder Brillen vor, oft solche mit eingebauten Prismen, oder aber eine Augenoperation. Bei der Operation wird ein Augenmuskel durchtrennt, ein anderer abgebunden, und damit ist auch die Behandlung beendet! Es wird überhaupt nicht erst einmal der Versuch gemacht, das Sehen wieder auf die Netzhautmitte einzustellen. Das Auge ist danach also ständig bemüht, die Schielstellung, bei der es sich an eine falsche Netzhautmitte gewöhnt hatte, wieder zu erreichen. Es ist logisch, daß das Auge die Lage anstrebt, in der es am besten sieht. Aber gerade dieses unablässige Bemühen ist es, was die anhaltende Nervenbelastung verursacht, die sich zerstörend auf das Gesamtnervensystem des Patienten auswirkt.

Durch die Wiedererziehung der Augen dagegen werden die Nerven im Sehzentrum der Netzhaut zu einer normalen Tätigkeit angeregt, und verkrampfte Muskeln lösen sich. Das Auge kehrt ganz von selbst in seine richtige Stellung wieder zurück.

Menschen, deren Augen die Fähigkeit verloren haben, zwei Bilder so zu koordinieren, daß daraus ein einziges Bild entsteht, sehen oft doppelt und undeutlich.

Diesen nervenaufreibenden, lästigen Zustand beheben wir, indem wir die Augen und die Gehirnfunktion durch physische und geistige Übungen aufeinander abstimmen.

Wenn bei ganz kleinen Kindern das Schielen korrigiert wird, ist das gesunde Auge mit der Augenbinde zu bedecken. Auf diese Weise wird das Kind gezwungen, sein schielendes Auge zu benützen und wieder zur Tätigkeit anzuregen. Wahrscheinlich wird das Kind dadurch anfangs etwas aus der Fassung gebracht. Die Augenbinde sollte deshalb beim Säugling oder Kleinkind schon nach ein paar Minuten, bei älteren Kindern etwa nach einer Stunde wieder abgenommen werden. Nach und nach aber sollte die Augenbinde den ganzen Tag über getragen werden.

Eine Mutter brachte ihre vierzehnjährige Tochter zu mir, die auf einem Auge schielte. Nach der vierten Behandlung war der Zustand behoben und das Sehen wieder normal. Bemerkenswert, wenn auch keineswegs überraschend, ist, daß, als erst einmal die Fehlsichtigkeit behoben war, die Schulleistung des Mädchens sich besserte und es eines der besten seiner Klasse wurde.

Bei der Arbeit, die zur Behebung des Schielens führen soll, machen wir zuerst unsere Entspannungsübungen: das »Sonnen«, das »Palmieren«, das »lange« und das »kurze Schwingen«.

Nun beginnen wir mit der X- und V-Übung, wobei wir uns einer langen Stricknadel und eines Bleistifts bedienen.

Die X- und V-Übung

Nehmen Sie zwischen Daumen und Zeigefinger der linken Hand eine Stricknadel. Die Nadel wird in Augenhöhe in einem Abstand von zwanzig Zentimetern vor das Gesicht gehalten, und zwar so, daß das eine Ende auf die Gesichtsmitte, das andere Ende gerade nach vorn und dabei etwas nach oben weist. Legen Sie den Bleistift

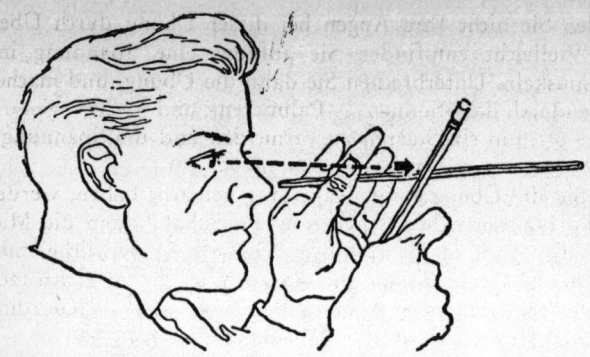

Abb. 23

senkrecht an die Mitte der Stricknadel an. Bewegen Sie ihn langsam vor und zurück, und behalten Sie immer den Schnittpunkt, den
Bleistift und Stricknadel bilden, im Auge. An dem Punkt, wo sich
Nadel und Bleistift berühren, sollte ein X entstehen (Abb. 23).
Führen Sie den Bleistift bis zum äußersten Ende der Nadel. Hier
bildet sich nun ein V, dessen Spitze in größerer Entfernung zu liegen
scheint als seine divergierenden Seiten, die auf Sie zurückzulaufen
scheinen (Abb. 24). Diese Übung ist ausgezeichnet, um die Augen
an fehlerlose Koordination zu gewöhnen. Bei besonders starkem
Schielen wird es anfangs schwierig sein, die X- und V-Figur zu
»sehen«.

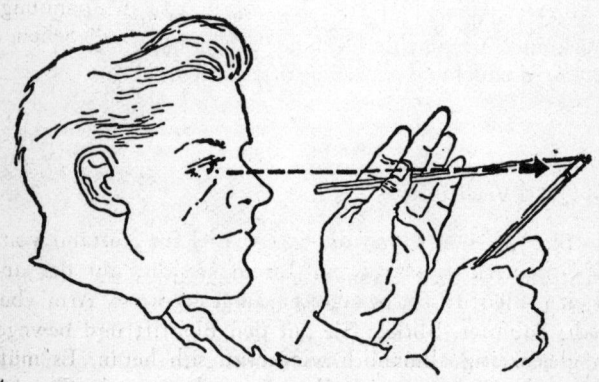

Abb. 24

Ermüden Sie nicht Ihre Augen bei dieser Übung durch Übertreibung. Vielleicht empfinden Sie anfangs eine Spannung in den Augenmuskeln. Unterbrechen Sie dann die Übung, und machen Sie zwischendurch das »Sonnen«, »Palmieren« und »Schwingen«. Blinzeln Sie oft, um ein Starren zu vermeiden und um Spannungen zu lösen.

Wenn Sie die Übung einige Tage lang gemacht haben, werden Sie auch die Figuren richtig sehen können. Sobald dann die Muskeln wieder beweglich werden, empfinden Sie eine merkliche Entspannung und Erleichterung um die Augen. Die Übung gleich morgens zu machen, löst Muskelverkrampfung und fördert die Koordination der Augen während der Arbeit des Tages.

Augengymnastik gegen Muskelträgheit

Halten Sie Stricknadel und Bleistift rechtwinklig überkreuz. Der Blick streift zuerst die Nadel bis zum Schnittpunkt, dann den Bleistift bis zur Spitze und kehrt wieder zum Ausgangspunkt zurück. Schieben Sie jedesmal, nachdem der Blick diese Strecke überflogen hat, den Bleistift ein wenig nach links, so daß die Entfernung allmählich immer kürzer wird. Rücken Sie auf diese Weise sieben- oder achtmal den Bleistift auf der Nadel hin und her; das Auge setzt unterdessen die rechtwinklige Schwungbewegung fort. (Abb. 25)

Diese einfache Übung ist eine der besten zur Entspannung verkrampfter Augenmuskeln; sie unterstützt das normale Sehen.

Der Blick durch das Tor

Halten Sie mit einer Hand die Stricknadel im Abstand von etwa acht Zentimetern senkrecht vor Ihrem Gesicht, mit der anderen Hand den Bleistift bei waagrecht ausgestrecktem Arm ebenfalls senkrecht dahinter. Blicken Sie auf den Bleistift und bewegen Sie diesen gleichzeitig allmählich wieder zu sich heran. Es müßte so aussehen, als nähere er sich Ihnen zwischen zwei »Torpfosten«,

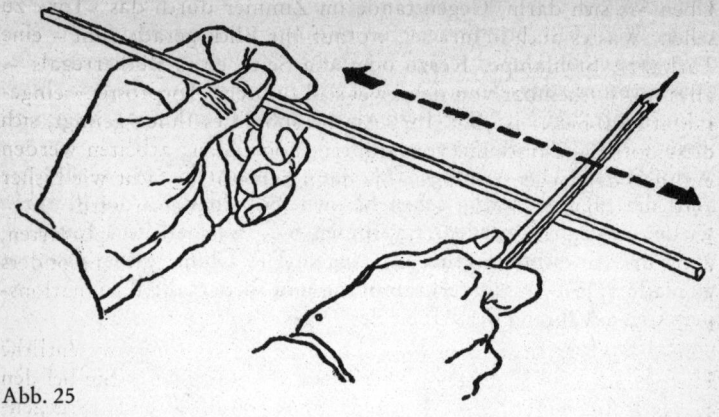

Abb. 25

d. h., daß aus der Nadel, die Sie in kurzem Abstand vor sich halten, scheinbar zwei geworden sind. Achten Sie aber darauf, daß Ihr Blick ausschließlich auf dem weiter entfernt gehaltenen Bleistift ruht. (Abb. 26)
Visieren Sie nun die näher liegende Stricknadel an. Sie müßten den Eindruck haben, als wären aus dem einen Bleistift dahinter zwei geworden.

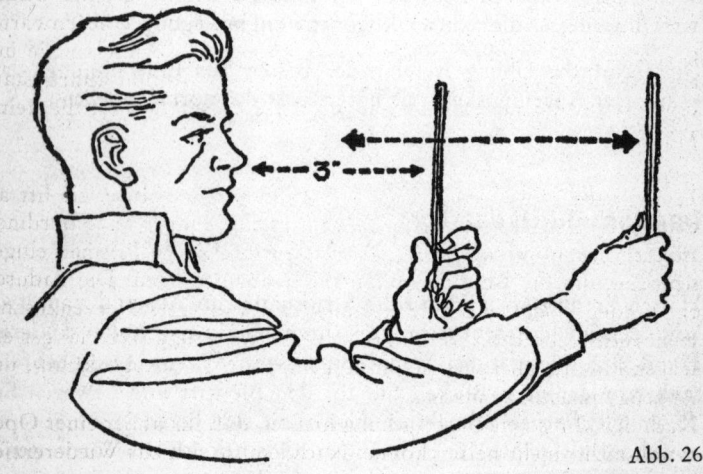

Abb. 26

Üben Sie sich darin, Gegenstände im Zimmer durch das »Tor« zu sehen. Was es auch immer sei, worauf Ihr Blick gerade ruht – eine Türkante, Stehlampe, Kerze oder die Seite eines Bücherregals –, alles sollte scheinbar von den zwei senkrechten »Torpfosten« eingerahmt sein. Sicher ist, daß Ihre Augen, sobald es Ihnen gelingt, sich diese optische Täuschung vorzuführen, koordiniert arbeiten werden und daß der Gegenstand, den Sie dann betrachten, nicht wie bisher zwei verschiedene Bilder, sondern ein einziges ergeben wird.

Ballwerfen, Federball, Tischtennis, Tennis und andere Sportarten, die eine aktive Beteiligung der Augen erfordern, sind besonders nützliche Übungen für diejenigen, die unter einem Koordinationsmangel zu leiden haben.

Auch die Gedächtniskraft und die Phantasie sind eine wesentliche Hilfe bei der Koordination der beiden Bilder. Schließen Sie bei den Koordinationsübungen immer wieder die Augen und vergegenwärtigen Sie sich die X- und V-Figur, wie sie aus der Überkreuz-Stellung von Stricknadel und Bleistift entstehen. Erinnern Sie sich an das Bild des durch das »Tor« herankommenden Bleistifts. Stellen Sie sich Gegenstände im Zimmer vor, die an Ihnen vorübergleiten, während Sie selbst durch das »Tor« schwingen. Denken Sie sich die »Tore« zuerst in zehn Zentimeter Breite, dann in einem Meter Breite, in der Breite eines Häuserblocks und schließlich in der Breite von zehn Häuserblöcken.

Lassen Sie, mit anderen Worten, das Gedächtnis und die Phantasie vollen Anteil daran nehmen, wenn Sie sich bewegte geistige Bilder von fehlerlos koordinierten äußeren Gegenständen vergegenwärtigen. Durch das gesunde Arbeiten beider Augen verkürzen Sie um einiges den Weg, der zum einfachen scharfen Abbild führt, statt sich mit nachlässigen Gewohnheiten des Doppelt-Sehens, die keine Mühe erfordern, zufriedenzugeben.

Eine junge Frau kam einmal zu mir und bat um Hilfe; sie litt an einer Art Doppelsichtigkeit, die auf einen Mangel an Koordination zurückzuführen war. Man hatte in ihre Brille Prismen eingeschliffen, um die Abbilder aufeinander abzustimmen. Die dadurch entstandene Belastung hatte sie an den Rand eines Nervenzusammenbruchs gebracht. Als sie die nervliche Belastung nicht länger ertragen konnte, überwies sie ihr Augenarzt in eine Augenklinik, um Augengymnastik zu machen.

Nach der klinischen Untersuchung hieß es, daß ihr außer einer Operation nichts mehr helfen könne. Nachdem sie sich zur Wiedererziehung ihrer Augen behandeln ließ, verlor sich die Doppelsichtigkeit; sie legte ihre Brille ab und erlebte eine außerordentliche Besserung ihres Gesundheitszustandes. Heute ist sie Abteilungsleiterin einer Reklamefirma und gebraucht ihre Augen, ohne irgendwelche weitere Beschwerden zu erleben.

Während Schielaugen ein extremes Beispiel für ungleiche Augenkraft sind, ist bei allen Menschen, die unter Augenstörungen leiden, ein Auge stärker als das andere.

Wenn das stärkere Auge immerzu die Arbeit für zwei Augen leisten muß, besteht schließlich die Gefahr, daß das gute Auge früher oder später auch einmal einen Zusammenbruch erleidet. Durch die dauernde Unterdrückung der Sicht wird das schwache Auge ständig träger und schlaffer. Nur durch die Feststellung des kräftigeren der beiden Augen und durch die Erziehung des schwächeren Auges zur natürlichen Funktion kann das normale Sehen wieder erreicht und das Nervensystem aus dem unnatürlichen Belastungszustand befreit werden.

Oft ahnt man selbst nicht, daß eine ungleiche Augenstärke vorliegt. Ob das bei Ihnen der Fall ist, können Sie bei sich selbst nachprüfen, indem Sie zuerst das eine, dann das andere Auge während der Betrachtung irgendeines Gegenstandes mit der Hand bedecken. Wenn sich eine Ungleichheit feststellen läßt, sollten Sie nicht zögern, das schwächere Auge zur vollen Leistungsfähigkeit zu erziehen. Solange das schwächere Auge seine Sehkraft nicht völlig eingebüßt hat, besteht die Möglichkeit, es zu kräftigen und das Sehen auf natürlichem Wege zu bessern. Beharrlichkeit und Zeit werden Sie allerdings dabei aufbringen müssen. Doch kann in den allermeisten Fällen Doppelsichtigkeit ebenso wie fast jedes andere physische Hindernis überwunden werden.

Hier seien einige Ratschläge angeführt, die außer den täglichen Übungen dazu beitragen, die Kräftigung und den Aufbau des Sehvermögens im schwachen Auge zu unterstützen:

1. Bedecken Sie das gesunde Auge mit der Augenbinde während der Verrichtung Ihrer Tagesarbeit, um dadurch das schwächere Auge zur Tätigkeit anzuregen.

2. Widmen Sie sich bei der Buchstabenübung größtenteils dem schwachen Auge; d. h. nicht, daß Sie es übermüden, anstrengen oder zum Sehen zwingen sollen. Arbeiten Sie aber so lange mit ihm, bis Sie genügend entspannt sind, um die Buchstaben deutlich

lesen zu können. Das Auge gewöhnt sich allmählich daran, einen größeren Arbeitsanteil zu übernehmen, und dadurch bessert sich auch Ihr Sehen.

3. Üben Sie sich im Schreiben, während gleichzeitig das gesunde Auge bedeckt bleibt. Unterlassen Sie jedes Bemühen, das Geschriebene zu lesen. Folgen Sie mit dem Auge der Feder oder dem Bleistift bei der Schreibbewegung. Wenn Sie beim Schreiben beide Augen gebrauchen, achten Sie darauf, daß der Papierbogen direkt vor Ihnen liegt. Wenn nämlich das rechte Auge stärker ist, werden Sie den Bogen nach rechts legen wollen; herrscht dagegen das linke Auge vor, legt man gewohnheitsmäßig auch den Bogen nach links. Ganz automatisch muß also das stärkere Auge mehr Arbeit leisten. Prüfen Sie Ihre Gewohnheiten, und achten Sie darauf, daß die Lage des Bogens beide Augen gleichmäßig arbeiten läßt.

4. Bedecken Sie das gesunde Auge beim Lesen.

5. Prüfen Sie Ihre Sehangewohnheiten beim Gehen auf der Straße oder beim Autofahren. Achten Sie darauf, daß beide Augen gleichmäßig arbeiten. Wenn das eine Auge ein halbes Leben lang den größeren Arbeitsteil leisten mußte (was bei fünfzig Prozent aller Menschen mit fehlsichtigen Augen zutrifft), werden Sie das am Anfang als schwierige und ermüdende Aufgabe empfinden. Ihre Augen werden sich ungern von den alten Gewohnheiten trennen wollen. Das schwächere Auge wird die neue Leistungsforderung übelnehmen. Das stärkere Auge wird ungeduldig werden und die Führung weiterhin übernehmen wollen.

6. Bedecken Sie zeitweise das stärkere Auge, wenn Sie sich einen Film anschauen.

Richtiges Sehen macht so lange mehr Mühe als falsches Sehen, bis erst einmal der Mensch die Befriedigung erlebt, die sich einstellt, sobald schlechte Sehangewohnheiten durch gute ersetzt werden. Es gibt immer einen Grund, weshalb man sich doch lieber erst nicht die Mühe macht. Lassen Sie aber jetzt nicht nach. Üben Sie weiter, und bleiben Sie beharrlich bei der Sache. Eines Tages werden Sie erkennen, daß es nicht umsonst war.

Schwere Augenkrankheiten

Der »graue Star«

Der »graue Star« ist nicht, wie so viele Menschen offensichtlich annehmen, ein Gewächs, das sich auf dem Auge bildet. Er ist vielmehr ein Zustand, in dem die Kristall-Linse undurchsichtig, also lichtundurchlässig wird, so daß kein Licht mehr die dahinterliegende Netzhaut erreicht.

Die Kristall-Linse besteht aus einer Anzahl konzentrisch gelagerter Schichten. Dazwischen liegen kleine Lymphgefäße, die dem Linsenkern das Sekret zuführen. Sobald der freie Fluß des Sekrets durch spannungsbedingten Druck unterbrochen wird, trocknet die Linse ein und wird nach einer gewissen Zeit undurchsichtig.

In der orthodoxen Behandlungsmethode wird beim »grauen Star« eine Operation durchgeführt. Die Methode, bei der die Augen wieder zum Sehen erzogen werden, ist diejenige, die schon beschrieben worden ist: das »Sonnen«, das »Palmieren«, das »lange« und »kurze Schwingen«, die Buchstabenübung. Menschen, deren Augen vom »grauen Star« befallen sind, sollten einmal stündlich zehn Minuten lang palmieren.

Vielleicht fragen Sie, weshalb auch der »graue Star« nach dieser Methode behandelt wird, wenn sich dieser Zustand doch wesentlich von den anderen Augenkrankheiten unterscheidet. Der Grund dafür ist, daß auch der »graue Star« eine Folge von Spannung ist und ebenso wie andere Augenzustände durch ein Lösen der Spannung gebessert werden kann. Beim »grauen Star« liegt eine Belastung vor, die bereits längere Zeit auf das Auge einwirkt und häufig durch das Tragen starker Brillen, besonders solcher mit Doppel-Linsen, verursacht wird.

Eines Nachmittags suchte mich eine junge Frau aus Virginia auf und bat mich, ihr zu helfen. Sie war sehr unglücklich und der Verzweiflung nahe. Vor drei Jahren hatte sie durch den »grauen Star« vollkommen die Sicht des einen Auges verloren. Nun bildete sich dieser auch noch im anderen Auge, und sie begann zu erblinden.

Wir fingen sofort mit der Arbeit an, denn ihr Wunsch, die Erblindung aufzuhalten, war so groß, daß sie beschloß, jeden Tag zu kommen.

Vorübergehend hatte sie einige Schwierigkeiten, sich die Bilder geistig vorstellen zu können. Dann aber ergab sich während eines Gesprächs mit ihr, daß sie sich leidenschaftlich der Pflege von Schwertlilien in ihrem Garten widmete. Von diesem Tag an hatte ich einen Anhaltspunkt, mit dem ich arbeiten konnte. Jeden Nachmittag während des Palmierens hatte sie sich nun ihren Schwertliliengarten lebhaft und deutlich vorzustellen: zuerst den Garten als Ganzes, dann ein Beet und schließlich eine einzige Lilie. Es war erstaunlich, wie rasch das gesündere Auge an Sehkraft gewann.

Am elften Behandlungstag begann das vollkommen erblindete Auge wieder aufzuleben. Doch das Frohlocken meiner Patientin erwies sich als voreilig. Unerwarteterweise mußte sie nach Hause zurückkehren und die Behandlung kurzfristig abbrechen.

Ich war sehr enttäuscht, denn ich hatte gehofft, auch im erblindeten Auge das Sehen wiederherstellen zu können. Es ist immer ein Fehler, allzu große Hoffnungen zu erwecken, unverantwortlich und gefühllos, denn niemand vermag im voraus zu sagen, wie sich das Auge verhalten wird. Dennoch, ohne dafür irgendwelche Gründe anzugeben, legte ich ihr eine Augenbinde über das bessere Auge, bat sie, die Augen zu schließen und sich einige Minuten lang den Liliengarten vorzustellen. Dann hieß ich sie ihre Hand vor das Gesicht halten und ihr Auge öffnen. Als sie zum ersten Mal seit drei Jahren wieder die Umrisse ihrer Hand sehen konnte, liefen ihr Tränen über die Wangen.

Dieses »Aus der Dunkelheit ins Licht Kommen« ist ein erhebendes Erlebnis, nicht nur für den Schüler, bei dem der Vorgang stattfindet, sondern auch für den Lehrer.

Einmal stand ein älterer Herr vor meiner Tür. Er trug eine dunkle Brille und tastete sich in mein Sprechzimmer. Beide Augen waren vom »grauen Star« befallen. Ich nahm ihm seine Brille ab und begann, ihn in den verschiedenen Übungen dieser Methode zu unterrichten. Nach einiger Zeit war er nicht nur imstande, mühelos zu lesen, sondern seine Augen hatten sich bereits derart gebessert, daß er sein Auto wieder selbst steuern konnte.

Der »grüne Star«

Eine der schlimmsten Augenkrankheiten ist der »grüne Star«. Durch den Druck der Augenflüssigkeit verursacht diese Krankheit eine Verhärtung des Augapfels, Störung der Akkommodation und der normalen Durchblutung, Vergrößerung der Linse und allgemeine Rückbildung. Wenn nichts dagegen unternommen wird, ist endgültige Erblindung die Folge.

Eine berühmte Operettensängerin erhielt von drei verschiedenen Ärzten in Kalifornien und New York die Diagnose, daß sie den »grünen Star« habe. Dagegen gäbe es nur eine Behandlung, nämlich die Operation. Falls eine solche nicht binnen kurzer Zeit durchgeführt würde, wäre die totale Erblindung nicht mehr aufzuhalten.

Weil sie die Operation fürchtete, kam sie zu mir und begann, sich gewissenhaft der bereits beschriebenen Augengymnastik und den Übungen zu widmen. Schon nach zwei Monaten zeigte sich eine auffallende Besserung, und sie war in der Lage, ohne Brille zu lesen. Reklameschilder, mehrere Straßen weit entfernt, wurden für sie erkennbar.

Die Netzhautablösung

Eines Tages suchte mich eine Frau auf, die eine schwarze Scheibe mit einem winzigen Nadelstich in der Mitte über einem Auge trug. Dies war ein Anzeichen dafür, daß sich bei ihr die Netzhaut des Auges gelöst hatte.

Sie erzählte mir, man habe sie wegen der Netzhautablösung operiert. Sie habe danach einen Monat lang im Hospital auf dem Rükken liegen müssen, den Kopf zwischen Sandsäcken eingebettet, um dadurch jede Bewegung zu verhindern. Die Folge all dieser körperlichen Beschwernis war, daß ihre Netzhaut nach wie vor abgelöst blieb und sie auf diesem Auge weiterhin blind war. Die Ärzte sagten ihr, daß nur eine neue Operation helfen könne.

Da die Operation ein glatter Mißerfolg gewesen war, wollte sie sich kein zweites Mal einer derart aussichtslosen Prozedur unterziehen, und so kam sie zu mir, um sich darüber zu erkundigen, was sich durch weniger orthodoxe Mittel erreichen ließe.

Bald darauf war die Netzhaut wieder in ihre normale Lage zurückgekehrt. Als die Frau danach ihren eigenen Arzt aufsuchte, bestätigte er, daß die Netzhaut wieder angewachsen und das Gesichtsfeld vollkommen unbeschränkt sei. Die Methode unterscheidet sich dadurch von der üblichen operativen Behandlungsweise, daß sie auf den von mir stets betonten geistigen Teil des Sehens besonderes Gewicht legt. Im Hospital hatte diese Frau einen ganzen Monat lang auf dem Rücken liegen müssen. Auch mein Vorschlag war es gewesen, daß sie ruhig auf dem Rücken liegen müsse – denn sobald es die äußeren Umstände begünstigen, neigt die Netzhaut von selbst dazu, wieder anzuwachsen.

Wie kam es, daß sich das eine Mal der Erfolg einstellte, während er das andere Mal ausblieb? Auf mein Anraten hin nutzte die Frau ihre Zeit dazu, zu palmieren und dabei seelisch stets vollkommen entspannt zu bleiben; dabei las ihr jemand freundliche Landschaftsschilderungen vor, die sie sich bildhaft vorstellte. Auf diese Weise befreite sie sich von den Spannungen, die das Ablösen der Netzhaut verursacht hatten. Im Hospital dagegen, wo sie nervösen Spannungen ausgesetzt war, hatte sich keine Besserung ihres Zustands gezeigt.

Die Pigmententartung der Netzhaut

Eine andere schwere Augenerkrankung ist die Pigmententartung der Netzhaut (Retinitis Pigmentosa), eine Krankheit, gegen die es, wie von den Ärzten behauptet wird, kein Heilmittel gebe. Bei dieser Krankheit ist die die Netzhaut ernährende Gefäßhaut von der Blutversorgung abgeschnitten. Die Netzhaut ist ein zartes Gewebe, das Millionen von Nervenenden in sich vereinigt. Die unbehinderte Durchblutung von Kopf und Augen ist eine unbedingte Voraussetzung für die Gesundheit der Augen. Sobald der Kreislauf gestört ist, ist das Sehen ebenfalls gestört; ernste Augenerkrankungen sind unausbleiblich. Das ist ein zusätzlicher Grund, warum wir immer wieder darauf hinweisen, wie wichtig eine gute Körperhaltung ist. Um eine Behinderung der Blutzufuhr zum Kopf und zu den Augen zu vermeiden, ist es unerläßlich, den Kopf gehoben und die Nackenmuskeln frei beweglich und entspannt zu halten.
Man brachte eine belgische Konzertpianistin, die an einer Pigmententartung erkrankt war, zu mir. Sie hatte Augenfachärzte in Europa

und in New York konsultiert, die sich alle darin einig waren, daß nichts zu machen sei. Schränke, Stühle und Tische waren für sie nur noch schwache Schatten. Ihren Beruf konnte sie nicht länger ausüben und mußte dem Klavier entsagen, da sie die Tasten nicht mehr unterscheiden, geschweige denn das Notenbild erkennen konnte.

Nach und nach meisterte sie die Prinzipien zur Wiedererziehung der Augen, und zwar mit solch gutem Erfolg, daß ihre körperliche Gesundheit, um die es vorher schlecht bestellt war, sich außerordentlich besserte. Wohlgemerkt, diese Frau war fast blind. Eines Nachmittags gelang es ihr, sich so vollkommen zu entspannen, daß sich für die Dauer eines kurzen Augenblicks das Sehen einstellte und sie mich dabei erkennen konnte.

Die Hoffnung, die sie daraus schöpfte – durch die Gewißheit, daß das Sehvermögen wirklich in greifbarer Nähe lag –, war ihr ein solcher Ansporn, wie es kein Argument vernunftmäßiger Überzeugung je hätte sein können. Von diesem Augenblick an begann sich ihr Sehen zu bessern. Heute besucht sie Theatervorstellungen, Konzerte und geht ins Kino. Vor nicht langer Zeit saß sie in der vierzehnten Reihe in Carnegie Hall und schaute dem Pianisten auf die Finger.

Vor einigen Tagen hatte ich die unbeschreibliche Genugtuung, ihr einen ganzen Abend zuhören zu können, während sie Schumann, Chopin und andere Komponisten spielte. Obwohl sie jahrelang die Noten nicht mehr gesehen hatte, konnte sie aufgrund ihres ungewöhnlich scharfen Gedächtnisses, dem sie überdies ihr zurückgewonnenes Augenlicht verdankte, die Stücke auswendig und ohne zu zögern fehlerlos vortragen.

Vor ein paar Monaten brachte ein Ehemann seine junge Frau zu mir. Einer der führenden New Yorker Augenärzte hatte die Diagnose gestellt, daß sie eine Netzhautentzündung habe.

Vor zehn Jahren, so erzählte sie, hatte sie eine Stellung angenommen. Das Ergebnis der damaligen Gesundheitsuntersuchung und des Augentests bestätigte die Gesundheit ihres Körpers und ihrer Augen. Ihr Sehvermögen war ausgezeichnet. Nach fünf Monaten hatte sie durch die nervliche Belastung, die sich beim Einarbeiten in ihre neue Stellung entwickelte, die Sicht des linken Auges zum größten Teil verloren.

Dann kam die traurige Suche nach einer Heilbehandlung. Der erste Spezialist, zu dem sie ging, wollte operieren. Der zweite stellte die oben erwähnte Diagnose. Ein dritter gab ihr ein Jahr lang zweimal wöchentlich Spritzen gegen Tbc. Das Ergebnis war gleich Null.

Acht Jahre später wurde das rechte Auge in Mitleidenschaft gezogen, und ihre Sehkraft verringerte sich so weit, daß sie bei Tageslicht fast blind war, obwohl sie bei Nacht noch sehen konnte. (Die Nerven der Netzhautmitte arbeiten nur bei Helligkeit; nachts sieht man mit den Nerven der Netzhautperipherie.) Farben konnte sie nicht mehr unterscheiden. Sie erschienen ihr als weiches, verschwommenes Grau. Noch einmal suchte sie sämtliche Spezialisten auf. Ihr Hausarzt unterzog sie einer eingehenden Untersuchung, konnte aber nichts feststellen. Ein Augenarzt diagnostizierte das rechte Auge als einen Fall von erblicher Entzündung im hinteren Sehnervenstamm (retrobulbärer Neuritis), obwohl in ihrer Familie, soweit sie sich zurückerinnern konnte, diese Krankheit kein einziges Mal vorkam. Bei Fällen, in denen die Netzhaut, der Sehnerv usw. in Mitleidenschaft gezogen sind und es keine Frage der Akkommodation gibt, scheint es, daß das geistige Vorstellungsvermögen in der Regel unbeeinträchtigt bleibt. Warum die geistige Vorstellung gerade den Menschen, die unter fehlerhafter Akkommodation leiden, größere Schwierigkeiten als anderen bereitet, ist mir nicht bekannt. Wiederholt habe ich jedoch feststellen können, daß diese Schwierigkeit bei Kurzsichtigen häufiger als bei allen anderen auftritt.

Diese Patientin aber hatte ein lebhaftes Vorstellungsvermögen, und wir machten gute Fortschritte. Es war unsere Absicht, die durch diesen Zustand verursachten Spannungen zu beseitigen und die Durchblutung des Auges und der ernährenden Gefäßhaut wiederherzustellen. Die junge Frau war ungewöhnlich intelligent. Sie war ernstlich bestrebt, die Arbeit zu unterstützen, so gut sie nur konnte.

Wir hatten bereits einige Wochen zusammengearbeitet, als sie eines Tages die Entdeckung machte, daß ein großer Stuhl in meinem Sprechzimmer rot gepolstert und ein Sofa mit farbigem Kattun bezogen war. Sie kann jetzt Farben immer besser unterscheiden, sieht mit dem rechten Auge fast normal und erkennt mit dem linken Auge Buchstaben in drei Meter Entfernung.

Einmal, als wir mit dem fehlsichtigen Auge arbeiteten – es war an einem besonders trüben Tag –, fingen wir nach Beendigung der Entspannungsübungen mit der Buchstabenübung an. Die Umstände waren nicht allzu günstig, denn ein großer Vorteil liegt immer darin, die Übungen bei direktem Sonnenlicht vorzunehmen.

Zuerst konnte sie den entfernten Buchstaben, ein weißes E auf schwarzem Hintergrund, nicht einmal als Buchstabe erkennen.

»Machen Sie keine Anstrengung, ihn zu sehen«, sagte ich. »Schließen Sie die Augen, und stellen Sie sich nur den untersten Querbalken des Buchstabens vor. Denken Sie sich, daß Sie diesen Balken anstreichen, bis er schneeweiß oder noch weißer als der übrige Teil des Buchstabens ist.« Wenige Augenblicke später schlug sie die Augen auf und begann zu triumphieren. Für einen kurzen Moment hatte sie den Buchstaben gesehen. Er verschwand, und sie begann von neuem, sich diesen weißen Streifen, den untersten Querbalken des Buchstabens E, vorzustellen. Endlich, als sie eine deutliche geistige Vorstellung dieses Buchstabens erreicht hatte, machte sie die Augen auf und blickte um sich.

»Was ist denn geschehen?« fragte sie erstaunt. »Es ist alles so hell. Scheint die Sonne wieder?« Man muß bedenken: es war dasselbe Auge, mit dem sie zehn Jahre lang so gut wie nichts gesehen hatte. Der springende Punkt ist natürlich, daß sie, indem sie einen einzigen Gedanken richtig dachte, vollkommene geistige Beherrschung und folglich auch die völlige Befreiung aus dem Zustand ihrer Verkrampfung erreichte.

Kein Wunder, daß die Menschen, die an schweren Augenkrankheiten leiden, sich ernst und ausdauernd mit diesen Übungen beschäftigen. Solche Menschen, bei deren Sehstörungen es sich lediglich um einen Akkommodationsfehler handelt, werden diese Übungen nur sehr selten mit dem gleichen Eifer ausführen. Die Menschen nämlich, die ständig befürchten müssen, ihr Augenlicht gänzlich zu verlieren, besitzen gerade in dieser Furcht einen mächtigen Antrieb, der sie unablässig und gewissenhaft weiterarbeiten läßt.

Wie man lesen soll

Ohne Brille lesen zu lernen, erfordert das Ersetzen schlechter Leseangewohnheiten durch gute. Nahezu alle Menschen, die nicht dauernd auf die Flexibilität ihrer Augenmuskeln bedacht waren, haben in späteren Jahren Schwierigkeiten beim Lesen. Wenn man das Brillentragen schon gewohnt ist, wird es anfangs einige Mühe erfordern, die neue Lesetechnik zu erlernen.

Ihre Ausdauer beim Üben der neuen Technik wird sich vielfach bezahlt machen, da sie Ihnen ja schließlich das Lesen ohne jegliche Anstrengung, Kopfschmerzen oder Ermüdung ermöglicht, selbst ohne das ärgerliche Undeutlichwerden der Buchstaben oder das Tränen der Augen, das so sehr beim Lesen stört.

Nirgends werden die Augen derart mißbraucht wie beim Lesen. Oft setzt dieser Mißbrauch in der Kindheit ein und wird zur Gewohnheit, lange bevor das Kind erwachsen ist. Normalerweise schenken die Menschen ihren Leseangewohnheiten keine Bedeutung, sind sich aber gleichwohl der unangenehmen Folgen bewußt, auch dann, wenn sie versäumen, das unerbittliche Gesetz von Ursache und Wirkung anzuerkennen.

Bei Herzschwäche unterläßt man körperliche Anstrengungen, einen Lungenkranken ermutigt man nicht zum Tennisspielen, noch nimmt man bei Magenverstimmung ein üppiges Mahl ein. Trotzdem meint man, die Augen stets unabhängig von den Umständen gebrauchen zu können. Wie wir bereits zeigten, reagieren die Augen sofort auf jede physische Erkrankung. Doch derjenige, der sich wegen einer Erkältung, eines Fiebers oder irgendeiner Krankheit zu Bett legt, nimmt sich vor, diese Zeit mit Lesen zu verbringen. Während er also seinen Körper ausruht, um sich von seiner Krankheit zu heilen, belastet er weiterhin seine Augen, ungeachtet dessen, daß auch diese krank sind.

Bei einer Erkältung sind Ihre Augen entzündet und brauchen Ruhe. Welche Krankheit Sie auch haben mögen, sie spiegelt sich in Ihren Augen wider. Behandeln Sie sie mit der gleichen Sorgfalt, mit der Sie auch die übrigen Teile Ihres Körpers pflegen.

Diese Empfehlung gilt ebenso für Ihre Leseangewohnheiten. Selbst bei bester Gesundheit ist es unklug, mit müden Augen zu lesen. Deshalb ist die erste Regel beim Lesen ohne Brille, müden Augen vor dem Lesen etwas Ruhe zu gönnen. Wenn die Augen vollkommen entspannt sind, werden Sie besser sehen und ohne Verkrampfung oder Ermüdung länger lesen können.

Achten Sie auf Ihre Körperhaltung. Ihre Haltung beim Sitzen und beim Stehen sowie Ihre Kopfhaltung wirken sich merklich auf Ihr Sehvermögen aus. Wenn Sie auf einem Stuhl sitzen und sich dabei nicht gerade halten, erleidet dadurch Ihr Rückgrat eine Krümmung. Die Nackenmuskeln sind angespannt und überlastet. Da Sie den Kopf zu tief halten, sind Sie gezwungen, auf das in Ihrem Schoß liegende Buch hinabzublicken, und erzeugen dadurch eine schwere Belastung, die sich auf die Augen auswirkt und die das Abbild auf der Netzhaut verzerrt.

Setzen Sie sich aufrecht. Eine schlechte Körperhaltung behindert die Durchblutung des Rückgrats und des Kopfes, und auch die Atmung durch die Nase wird dadurch beeinträchtigt; richtige Atmung spielt beim Sehen eine wichtige Rolle.

Bei normalen Augen sollte das Buch in einem Leseabstand von etwa dreißig bis fünfunddreißig Zentimetern gehalten werden. Halten Sie das Buch schräg nach außen geneigt und etwas unter Augenhöhe, so daß es nicht notwendig wird, den Kopf beim Lesen vorzubeugen. Für viele Menschen ist eine schräge Lesefläche eine wertvolle Hilfe. Die Lage der Bücher oder Zeitschriften kann man so beliebig verändern und auf die richtige Höhe wie auch auf den richtigen Winkel einstellen; so schafft man dem Körper beim Lesen vollständige Entspannung.

Der über- oder alterssichtige Mensch hält gern sein Buch in ziemlich großem Leseabstand. Sollten auch Sie zu diesen Menschen gehören, dann machen Sie es sich zur Gewohnheit, Ihr Buch stets ein wenig näher zu halten, als es eigentlich für Sie bequem wäre. Wenn Sie das häufig machen bei allem, was Sie lesen – und nicht nur sporadisch –, können Sie sich die Lesekraft Ihrer Augen unbegrenzt erhalten.

Die Beleuchtung

Wie steht es mit dem Licht beim Lesen? Obwohl heutzutage jedermann Zugang zu einer gesunden und rationellen Beleuchtungstechnik hat, betrachtet die überwiegende Mehrheit der Menschen Lampen eher vom Standpunkt ihres Dekorationswertes als hinsichtlich des Wertes, den sie für ihre Augen haben. Es gibt keinen Grund, weshalb eine Lampe nicht sowohl dekorativ als auch zweckmäßig sein kann. Eine Lampe aber allein wegen ihres dekorativen Wertes anzuschaffen, scheint wenig vernünftig.

Oft stellen auch Firmen, die Beleuchtungsgegenstände verkaufen, unentgeltlich ihre Dienste zur Verfügung, um das Beleuchtungsproblem in Ihren eigenen Wohnräumen für Sie zu lösen. Überdies gibt es kostenlose Broschüren, die den gleichen Zweck erfüllen. Gute Beleuchtung ist wesentlich zur Erhaltung der Gesundheit der Augen. Schlechtes Licht greift die Augen im gleichen Maße an, wie andererseits schlechte Luft schädlich für die Lungen ist.

Drei Hauptpunkte sind es, die bei der Planung einer zweckmäßigen Beleuchtung beachtet werden müssen:

1. Es muß genügend Licht vorhanden sein
2. Das Licht darf nicht blenden
3. Der ganze Raum muß gut beleuchtet sein,

d. h. also, daß es im Zimmer etwa so hell sein sollte, wie es auf dieser Seite ist, die Sie gerade lesen. Benützen Sie also weder eine Leselampe noch sonst irgendwelche zusätzliche Beleuchtungskörper. Die Forschung hat erst vor kurzem begonnen, uns über den lebenswichtigen Einfluß zu informieren, den das Licht auf das Sehvermögen und auf die allgemeine Gesundheit ausübt. In seinem Buch »Das Licht, die Sehkraft und das Sehen« wies MATTHEW LUCKIESH auf die weitreichenden Folgen hin, die durch eine richtige Beleuchtung in Büros und Fabriken entstehen können; er schreibt: »Zu den greifbaren Vorteilen, die sich durch eine optimale Beleuchtung und durch normales Sehen begünstigende Umstände ergeben, gehören folgende:

1. Gesteigerte produktive Arbeitsleistung: Kostensenkung.
2. Erhöhte Präzision: Steigerung der Qualitätsarbeit, dadurch Kostensenkung und weniger Materialverschwendung.
3. Mehr Sicht: Dadurch, daß Augen- und Nervenbelastung, Augenermüdung und allgemeine Erschöpfung sowie Ärger und seelische Erschöpfung verringert werden, bleibt das Sehvermögen erhalten, und menschliche Arbeitskraft, wertvolle Energie und Zeit werden in hohem Maße eingespart.
4. Mehr Sicherheit: Rasches, sicheres und müheloses Erkennen verringert den enormen materiellen und menschlichen Verschleiß, der infolge von Unfällen entsteht, die sich vermeiden ließen.
5. Erhöhte Arbeitsmoral: Diese ist eine direkte oder indirekte Folge der bereits erwähnten Sicherheit und anderer psychologischer Ein-

flüsse, wie zum Beispiel eine freundliche Umgebung, die schon an sich eine notwendige Folge der äußeren Voraussetzung für gute Sicht ist.«

Es scheint eine allgemein verbreitete Gewohnheit zu sein, beim Licht einer Lampe zu lesen, die nur unter ihrem Schirm einen Lichtkreis wirft, während das übrige Zimmer im Dunkeln bleibt, was jedoch stets zu einer Augenbelastung führt. Das Zimmer sollte nicht nur genügend beleuchtet sein, sondern auch die Wände sollten hell gehalten werden, um die Helligkeit zu steigern und die Augen weniger zu belasten. Dunkle Farben absorbieren das Licht, während es durch helle Farben reflektiert wird. Je dunkler Ihre Wände, Vorhänge und Möbelbezüge sind, desto mehr Licht geht Ihnen verloren. Bei beschädigtem Sehvermögen haben die direkten Sonnenstrahlen einen besonders günstigen Einfluß, denn durch das starke Licht erscheint der Druck schwärzer, hebt sich also besser ab von der weißen Buchseite. Tatsächlich ist die ideale Lichtstärke die eines sonnigen Tages im Freien.

Das beste Licht zum Lesen hat man in der Nähe eines Fensters, zu dem natürliches Tageslicht hereinkommt. In drei bis fünf Meter Abstand vom Fenster hat sich die Lichtstärke bereits erheblich verringert, denn die Lichtstärke auf einer Fläche nimmt ab mit dem Quadrat ihrer Entfernung von der Lichtquelle. Eine Sechzig-Watt-Glühbirne erzeugt bei einem Abstand von dreißig Zentimetern eine Lichtstärke, die nur ein 125stel des Sonnenlichts beträgt, bei einem Abstand von einem Meter nur rund ein 1000stel.

Diese wenigen Zahlen mögen Ihnen eine Vorstellung davon geben, wie unzureichend die Beleuchtung in unseren künstlich erhellten Zimmern ist.

Viele Menschen klagen über Augenanstrengung, wenn sie das erste Mal bei Neonbeleuchtung arbeiten oder lesen. Ja, es wird sogar behauptet, daß zwanzig Prozent der Menschen, die Linderung für die Augen suchen, das Neonlicht als Ursache ihrer Augenanstrengung bezeichnen. Ein Grund dafür ist, daß bei diesem Licht alle Gegenstände flach und schattenlos erscheinen. Man entdeckte jedoch, daß sich Menschen, die einen Monat lang bei diesem Licht gearbeitet hatten, daran gewöhnten und es anderem Licht sogar vorziehen. Man sagt, daß es am ehesten dem Tageslicht gleichkomme.

Da das Geblendetwerden Augenbelastung verursacht, setzen Sie sich immer so, daß das Licht über Ihre linke Schulter direkt auf die Buchseite fällt. Lesen Sie niemals mit dem Gesicht zum Licht.

Wenn Sie bei künstlichem Licht lesen, empfiehlt sich eine hohe Tischlampe mit einer Hundertfünfzig-Watt-Glühbirne. Stellen Sie die Lampe so auf den Tisch, daß sie links von Ihrem Stuhl steht. Um zu vermeiden, daß Sie durch eine etwaige Spiegelung der Lichtstrahlen auf der Buchseite geblendet werden, machen Sie folgenden einfachen Test: Legen Sie einen kleinen Taschenspiegel in die Mitte der Buchseite. Wenn die Glühbirne im Spiegel reflektiert wird, dann verschieben Sie so lange die Lampe, bis ihr Licht im Spiegel von keiner Stelle der Buchseite aus mehr zu sehen ist.

Menschen, die gerne in ihrem »Lieblingsstuhl« lesen, übersehen dabei die Tatsache, daß dort vielleicht das Licht zu schwach ist. Bei hellem Tageslicht fangen sie an zu lesen, werden vom Inhalt des Buches gefesselt und bemerken nicht, wie bei zunehmender Dunkelheit das Licht schwächer und schwächer wird, bis es schließlich sogar einer Anstrengung bedarf, die Worte auf der Seite zu erkennen.

Die Frage der Beleuchtung und die der Körperhaltung ist von wesentlicher Bedeutung sowohl für das gesunde Auge als auch für dasjenige, das unter einem Fehler leidet. Sollte es sich tatsächlich um einen Augenfehler handeln, so wäre Vernachlässigung strafbarer Leichtsinn.

Wie man lesen soll

Die heutige Einstellung dem Lesen gegenüber, so wie sie sich auf unsere Augen auswirkt, ist eine Folge des hektischen Tempos unseres technischen Zeitalters und unserer wachsenden Begeisterung für die Geschwindigkeit um ihrer selbst willen. Man lehrt uns nicht, wie wir besser, sondern wie wir rascher zu lesen haben. Die Menschen sind überaus stolz auf die Tatsache, daß sie es fertigbringen, innerhalb einer Stunde ein ganzes Buch zu lesen oder aber an einem Abend zwei bis drei Bücher zu »verschlingen«. Es mag zum Teil an unseren überlasteten Nerven und an der fieberhaften Hast unserer Zeit liegen, daß wir uns damit brüsten, die Dinge eher schneller als richtig zu machen.

Schnell lesen heißt den Text überfliegen, was wiederum einen Verlust der Zentraleinstellung mit sich bringt. Derjenige, der prahlend von sich behauptet, er könne in einer Stunde ein ganzes Buch lesen

– und Menschen, die etwas schnell tun, prahlen fast immer damit –, übersieht die Tatsache, daß er dadurch seine Augen einer schweren Belastung aussetzt. Dies führt nicht selten zu Kopfschmerzen und beeinträchtigt das Sehvermögen. Diesem Menschen bleibt außerdem aufgrund seiner hastigen Leseart keine Zeit, den wirklichen Charakter des Buches oder den eigentlichen Sinn der Gedanken des Verfassers in sich aufzunehmen.

Bedenken Sie, daß das normale Auge, wenn es einen Buchstaben sieht, vier verschiedene winzige Verschiebungen des Blickfelds ausführt, um den Buchstaben ganz zu erfassen. Wenn Sie eine Zeile von vierzehn aufeinander folgenden Buchstaben betrachten, führt das Auge dabei im Bruchteil einer Sekunde rund siebzig Verschiebungen des Blickfeldes aus. Bei dem Versuch, eine ganze Wortgruppe gleichzeitig zu erfassen, bemühen Sie sich, eine größere Fläche zu sehen, als die Netzhautmitte eigentlich aufnehmen kann. Folglich verliert sich die normale Verschiebung des Blickfelds, da sie sich allmählich durch die Anstrengung immer mehr verlangsamt. Sobald Sie zu schnell lesen und die Seite rasch überfliegen, besteht keine Zentraleinstellung, das Auge verschiebt nicht mehr den Blickpunkt, und ein Zustand der Verkrampfung tritt ein.

Es ist immer schwierig, die Zentraleinstellung, die der »Schnell-Leser« einmal eingebüßt hat, von neuem zu entwickeln. Ein Grund dafür liegt in seiner Abneigung, sich neue Lesegewohnheiten anzueignen zu müssen. Die Dinge schnell zu tun, ist doch schon an sich eine so schöne Leistung!

Eben diesen Gedanken versuchte ich einer Frau einleuchtend darzustellen, die sehr eingenommen war von ihrer Fähigkeit, schnell lesen zu können. Vierzig Jahre lang hatte sie, da sie kurzsichtig war, zuerst einfache Brillen, und später, als sie weder nahe noch entfernte Gegenstände sehen konnte, gar noch Doppellinsen getragen.

Nachdem sie nahe und entfernte Gegenstände wieder sehen konnte, war es ihr größtes Problem, sich störender Nebenerscheinungen zu entledigen. Ich erklärte ihr, daß dieser Zustand eine Folge der verlorenen Zentraleinstellung ist, der seinerseits wiederum auf das unentwegte Zusammenraffen von Wortgruppen zurückzuführen sei. Dadurch wurden nämlich die Nervenenden außerhalb des gelben Flecks erregt, und Unschärfe und Nebenerscheinungen waren unausbleiblich.

Ich gab ihr ein Kärtchen, in das ich einen Nadelstich gemacht hatte. »Schauen Sie da durch«, sagte ich.

Überrascht blickte sie mich an. Sie hatte die Buchstaben klar, schwarz, deutlich und ohne Nebenerscheinungen gesehen. »Das ist ja großartig!« sagte sie.

»Das ist die Zentraleinstellung«, erwiderte ich.

Lesemethoden

1. Lesen Sie durch einen Spalt

Diese Übung ist ein zuverlässiges Mittel, um die Zentraleinstellung wiederzugewinnen, um zu lernen, den Blick auf eine kleine Fläche zu halten, und um das rasche Überfliegen des Textes zu beseitigen, das stets zur Augenanstrengung führt. Man schneidet einen Spalt in ein rechtwinkliges Stück Pappe oder Papier, das ein wenig länger ist als die normale Buchzeile und gerade breit genug, um eine Zeile zusammen mit dem weißen Zwischenraum darunter sichtbar werden zu lassen. Gewöhnen Sie Ihre Augen daran, der leichten, fließenden Bewegung dieses weißen Spaltes zu folgen.

Legen Sie nun das Papier auf die Buchseite und schieben Sie es während des Lesens entweder die Zeile entlang oder aber von Zeile zu Zeile nach unten, so daß Sie Ihre Augen dazu zwingen, jeweils nur eine begrenzte Fläche zu erfassen; dem unbeherrschten Umherschweifen des Blicks wird dadurch Einhalt geboten.

Gewiß ist dieses System sinnvoller, als die Augen zusammenzukneifen, die Stirn zu runzeln und zu versuchen, durch halbgeschlossene Lider zu sehen, wobei unter dauernder Muskelanspannung die Augen mit Gewalt zum Sehen gezwungen werden. Zusammengekniffene Augen sind kein Mittel, um schärferes Sehen zu erreichen. Es schafft lediglich Spannung, schwächt die Sehkraft und begünstigt die Faltenbildung um die Augen.

2. Machen Sie Lesepausen

Eine weitere Folge dieser gedankenlosen Einstellung zum Lesen ist, daß der Leser sich in sein Buch vergräbt und seine Augen überhaupt nicht mehr von der Seite zu trennen vermag. Wir besitzen nicht

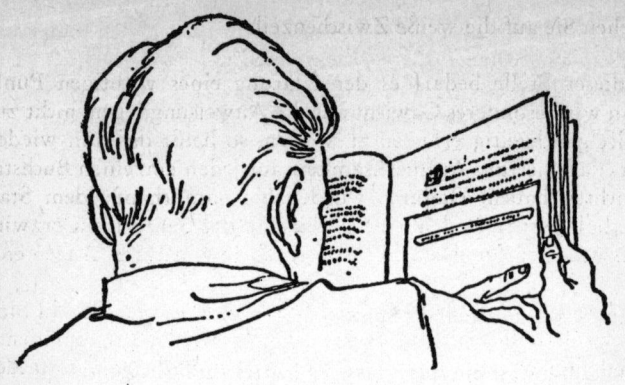

Abb. 27

mehr die Kunst der Selbstentspannung und müssen diese durch
vieles Üben wieder von neuem erlernen.

Gönnen Sie Ihren Augen während des Lesens häufige Ruhepausen.
Machen Sie am Ende jeder Seite einige Male das Palmieren, holen
Sie tief Luft, heben Sie die Augen und schauen Sie durch das Zimmer, so daß Sie dabei den Augenbrennpunkt von nah auf fern umstellen.

Lesen kann schon an und für sich, ob durch die Spannung der Aufmerksamkeit oder durch die Augenverkrampfung, eine Art von
Anstrengung sein. Wir haben uns daher zu entspannen und entspannt zu bleiben, so daß zum Lesen keinerlei Anstrengung notwendig ist. Die Tatsache, daß zwangsläufig das Lesetempo anfangs
langsam sein wird, braucht Sie nicht zu entmutigen. Sobald Sie sich
an die richtige Leseweise gewöhnt haben, wird auch Ihr Lesetempo
sich steigern.

Legen Sie also inzwischen häufig Lesepausen ein und palmieren Sie,
so daß die Augen vollkommen ausgeruht bleiben. Bedenken Sie
aber, daß ein rein physisches Ausruhen nicht genügt; vor allem
brauchen Sie seelische Ruhe. Versuchen Sie daher, während des
»Palmierens« das zuletzt gelesene Wort sich bildhaft vorzustellen.
Vergegenwärtigen Sie sich sodann den letzten Buchstaben dieses
Wortes und schließlich auch den Punkt am Satzende. Wenn Sie dann
das Buch wieder zur Hand nehmen, sind Ihre Augen erfrischt, und
Ihr Sehen ist klarer geworden.

3. Sehen Sie auf die weiße Zwischenzeile

An dieser Stelle bedarf es der Klärung eines wichtigen Punktes. Wenn wir besonderes Gewicht auf die Anweisung legen, nicht zuviel Schrift gleichzeitig erfassen zu wollen, so heißt das nun wiederum nicht, daß Sie Ihre Aufmerksamkeit auf jeden einzelnen Buchstaben zu richten haben. Dadurch würden Sie nämlich nur dem Starren Vorschub leisten. Bedenken Sie, daß Sie das Sehen nicht erzwingen können; lassen Sie das Sehen wie von selbst in Ihren Augen entstehen.

Führen Sie Ihren Blick leicht über die Zeile hinweg. Sobald Sie unentwegt den Blick auf die Buchstaben gerichtet halten, ermüden Ihre Augen und das Sehen verschlechtert sich. Achten Sie statt dessen mehr auf die weiße Zwischenzeile unter der Buchstabenzeile.

Sobald Sie sich dieses weißen Zwischenspalts bewußter werden, wird die Schrift ganz von selbst schwärzer und hebt sich dadurch deutlicher ab; folglich lesen Sie leichter. Machen Sie folgendes beim Lesen:

Sobald Sie einen Absatz gelesen haben, schließen Sie die Augen und stellen sich so deutlich und intensiv wie möglich eine schneeweiße Fläche vor. Öffnen Sie dann Ihre Augen, so wird der weiße Raum zwischen den Zeilen noch weißer erscheinen als vorher, während die Schrift selbst gegen das Weiß noch schwärzer wirkt.

Zahlreiche, immer wieder von neuem durchgeführte Versuche haben erwiesen, daß, wenn man absichtlich auf die weiße Zwischenzeile unter der Schrift achtet, man mit weniger Anstrengung liest als auf jede andere Art. Ermüdung und Kopfschmerzen, beim Lesen häufig Symptome für Fehlsichtigkeit, werden dadurch beseitigt. Wenn Sie auf diese Art lesen, wird sich das Tempo steigern, und das Lesen wird weniger Mühe machen, als wenn Sie versuchen, ganze Wortgruppen auf einmal zu erfassen.

4. Der gedachte schwarze Punkt

Wenn sich Ihr Sehvermögen so weit verschlechtert hat, daß Sie, um lesen zu können, von der Brille abhängig werden, dann wird Ihnen diese Übung wieder zu Ihrer ursprünglichen Sehkraft verhelfen. Da man diese besondere Art von Sehschwäche im allgemeinen nur bei alters- und übersichtigen Menschen feststellen kann, ist es einfacher, die Augen zu entspannen, indem die Deutlichkeit der weiter entfernt liegenden Buchstaben angestrebt wird. Machen Sie also nach dem »Sonnen«, »Palmieren« und »Schwingen« die Buchstabenübung zuerst mit jedem Auge allein, dann mit beiden zugleich, wobei vor allem die geistige Vorstellung des Buchstabens von wesentlicher Bedeutung ist.

Sobald Sie bei geschlossenen Augen ein deutliches Bild des Buchstabens vor sich sehen, setzen Sie sowohl über als auch unter den Buchstaben je einen gedachten schwarzen Punkt. Stellen Sie sich zuerst bei geschlossenen, dann bei geöffneten Augen vor, daß die beiden Punkte von oben nach unten revolvieren. »Sehen« Sie jetzt, bei geöffneten Augen, die beiden Punkte auf dem Buchstaben, den Sie im Abstand von dreißig bis fünfunddreißig Zentimetern vor Ihren Augen halten.

Stellen Sie sich jetzt, immer noch bei geöffneten Augen, diesen schwarzen Punkt in verschiedenen Abständen vom Auge vor, und zwar zwischen fünfzehn Zentimetern und Armeslänge, bis Sie feststellen können, in welchem Abstand Sie ihn am deutlichsten erkennen. Bald wird er Ihnen in jedem beliebigen Abstand gut sichtbar geworden sein. Sobald der Punkt tiefschwarz erscheint, sehen Sie ihn auch bei zentraler Einstellung.

So mancher wird wohl Schwierigkeiten haben, sich diesen schwarzen Punkt vorzustellen. Wenn es Ihnen nicht gelingen will, so ist das ein Zeichen von Spannung, d. h. Sie strengen sich an, um zu sehen, was niemals zum Ziel führen kann. Ruhe, Entspannung, die Übungen des »Schwingens« und »Palmierens« unterstützen alle die geistige Vorstellung.

Schließen Sie die Augen, und setzen Sie an der Nasenwurzel mit Daumen und Zeigefinger einen Druck an. Vergegenwärtigen Sie sich gleichzeitig den schwarzen Punkt, den Sie bei offenen Augen gesehen hatten. Wenn Sie sich fehlerlos an ihn erinnern, dann werden Sie ihn auch jetzt sehen. Behalten Sie den Punkt im Gedächtnis, während Sie die Augen wieder öffnen, den Druck an der Nasenwurzel fortsetzen und dann auf eine kahle Wandfläche blicken. Der Punkt wird an der Wand sichtbar werden.

Dies ist eine ganz ausgezeichnete gymnastische Übung, die bei jeder Art Fehlsichtigkeit wertvolle Dienste leistet, da sie nur bei völliger Entspannung ausgeführt werden kann. Solange Sie den Punkt vor sich haben, sind Ihre Augen entspannt, und der Brennpunkt ist zentral gelagert; dadurch ist weitaus besseres Sehen möglich. Das werden Sie selbst feststellen, wenn Sie Druckschrift entweder aus der Nähe oder aus der Ferne lesen.

Wenn Sie jetzt auf ein Wort schauen und dabei den Blick vor allem auf den untersten Teil des Buchstabens beschränken, sehen Sie einen kleinen schwarzen Punkt unter jedem Buchstaben. Lassen Sie den Blick von einem Punkt zum anderen wandern. Bewegen Sie sodann in einem Abstand zwischen fünfzehn Zentimetern und Armeslänge die Punkte einzeln zu sich heran und wieder zurück. Achten Sie nicht auf die Buchstaben, bis diese von selbst deutlich werden. Hier müssen Sie jeweils mit einem Auge allein arbeiten. Legen Sie die Augenbinde über das eine Auge, halten Sie aber dabei beide Augen offen.

Schauen Sie in kurzen Abständen immer wieder auf die Buchstaben oder auf die Buchstabenkarte, die Sie in sieben Meter Entfernung vor sich aufgestellt haben. Wenn Sie den Blick auf den untersten Teil des Buchstabens gerichtet halten, werden Sie diesen – mit Hilfe Ihres Vorstellungsvermögens – schwärzer als den Rest des Buchstabens sehen können. Schließen Sie dabei die Augen in kurzen Abständen, und sehen Sie diesen Teil des Buchstabens als ein tieferes Schwarz vor sich.

Daß das Sehvermögen auf diese Weise wiederhergestellt werden könnte, mag zunächst etwas unglaubhaft anmuten; ist der Mensch jedoch erst einmal seelisch entspannt, dann kann sich auch sein Gedächtnis mit einer einzigen Vorstellung richtig befassen. Seelisch entspannt, sieht man normal. Genau das ist es, was Sie während dieser ganzen Übung tun. Wenn Sie sich dabei mit fremden Gedanken beschäftigen, werden Sie keine deutliche innere Vorstellung des Buchstabens erhalten.

Es ist oft eine Hilfe, mit einer ein bis zwei Zentimeter breiten schwarzen Scheibe anzufangen, um sie allmählich immer kleiner werden zu lassen, bis sie schließlich nur noch ein Punkt ist. Je kleiner die schwarze Fläche ist, die Sie sich vorstellen können, desto stärker wird der dadurch erreichte Entspannungsgrad sein.

5. Lesemethoden für Schielaugen

Richtige Leseangewohnheiten sind ganz besonders wichtig für diejenigen, die unter Schielaugen leiden. Es dient zur Überwindung der Muskelspannung, die Augen zu koordinierter Zusammenarbeit zu erziehen, aber das träge Auge weigert sich so lange, seinen Teil der Arbeit auf sich zu nehmen, bis es dazu gezwungen wird.

Bedecken Sie das stärkere Auge mit der Augenbinde und lesen Sie zwei Seiten mit dem schwächeren Auge; bedecken Sie dann dieses und lesen Sie eine Seite mit dem stärkeren. Legen Sie dann die Augenbinde ganz ab und lesen Sie eine Seite mit beiden Augen.

Das ist vielleicht eine Sisyphusarbeit, aber Schielaugen sind dafür auch ein schwieriges Problem. Sie können, sofern Sie mit dieser Übung folgerichtig weiterarbeiten, viel dazu beitragen, das schwächere Auge zu stärken und beide Augen so zu erziehen, daß sie aufeinander abgestimmt gleiche Arbeit leisten.

Gesunde Augen für Kinder

Bisher haben wir uns mit dem fehlerhaften Sehen nur vom Standpunkt der Augentherapie beschäftigt. Nun kommen wir zu dem Teil, der den vielleicht wichtigsten Faktor der ganzen Augenerziehung bildet – zum Verhüten von Augenschäden, ein Kapitel, das für Eltern von besonderem Interesse sein wird.

In welchem Alter sollte man beginnen, bei Kindern auf entstehende Augenfehler zu achten, um sie zu verhindern? Da falsches Sehen eine Folge fehlerhafter Gewohnheiten ist, müssen Sie darauf bedacht sein, daß solche Gewohnheiten keine Gelegenheit finden, Fuß zu fassen. Der richtige Moment, damit zu beginnen, ist daher der Tag, an dem der Säugling die ersten Gegenstände um sich herum wahrnimmt.

Die über dem Bettchen des Säuglings als Beruhigungsmittel angebrachten grellfarbigen Gegenstände sind zum Teil die Ursache der ungleichen Muskelspannung, die später Lichtbrechungsfehler und Augenanstrengung bedingt. Der Säugling starrt auf den bewegungslosen Gegenstand und beginnt so allmählich aus Gewohnheit zu starren, wobei die kleinen Augenmuskeln fest werden, statt beweglich zu bleiben. Die Eltern beglückwünschen sich zu einem so braven Kind, das ruhig in seinem Bettchen liegt, ohne einen Muckser zu tun. Ein Kind, das gerne nachahmt, wird im Säuglingsalter von wohlmeinenden Erwachsenen umschwärmt. Sie mimen vor ihm einen übertriebenen Gesichtsausdruck mit weitaufgerissenen, starren Augen, um es dadurch zu unterhalten. Diese Gebärden eignet sich dann das Kind selbst unbewußt an.

Häufig fängt das Kind im Säuglingsalter zu schielen an. Oft entsteht dieser Augenfehler schon bald nach der Geburt, und entweder a) wird dieser Zustand von den beunruhigten Eltern vernachlässigt, in der Hoffnung, er werde sich von selbst bessern, oder b) wird das Kind einer Augenoperation unterzogen, was ständige Muskel- und Nervenspannung zur Folge hat, oder aber c) bekommt das Kind eine Brille.

Brillen sind für jeden eine harte Prüfung. Wie oft hört man jemand klagen: »Ich habe mich immer noch nicht an meine Brille gewöhnen können.« Aber das Kind, das Brillen tragen muß, ist um so mehr zu bedauern, sowohl aus psychologischen als auch aus optischen Gründen. Tragisch und grotesk ist der Anblick des kleinen Kindes mit einer runden Brille auf seiner kleinen Nase.

Schielaugen können beim Säugling behoben werden, indem einfach über dem stärkeren Auge eine Augenbinde angebracht wird, um das schwächere zur vollen Leistungsfähigkeit zu erziehen. Die Sehkraft des schwächeren Auges verringert sich nämlich sonst immer mehr, während sie im stärkeren Auge weiterhin zunimmt, bis schließlich dieser Zustand dauerhaft geworden ist.

Es muß betont werden, daß es um so einfacher ist, den Zustand zu beheben, je früher Sie die Anzeichen fehlerhaften Sehens entdecken.

Eine andere Tatsache, auf die hingewiesen werden sollte, ist, daß jährlich zahllose Brillen für Kinder verschrieben werden, denen es keineswegs an den Augen fehlt. In manchen Fällen ist nämlich die Klage des Kindes über Sehbeschwerden – ja selbst über Blindheit – nichts anderes als bewußtes Simulieren, ein Versuch, sich selbst aufzuspielen, oder ein psychischer Ausdruck irgendeiner ursächlichen seelischen Störung.

Andererseits werden Kinder, die über Kopfschmerzen oder schlechtes Sehen klagen – und jedes Auge weist irgendwann einmal Anzeichen einer vorübergehenden Sehstörung auf –, von ihren besorgten Eltern in aller Eile zum Augenarzt gebracht und an die Brille gefesselt. Dabei ist es Tatsache, daß Kopfschmerzen eine Unzahl von Ursachen haben können und daß das fehlerhafte Sehen unter Umständen auf schlechte Gewohnheiten zurückzuführen ist, die sich das Kind aneignete, ohne daß es die Eltern merkten.

Es gibt ein chinesisches Sprichwort: »Ist die große Zehe vollkommen, dann ist auch der Mensch vollkommen.«

Damit ist gemeint, daß jede körperliche Krankheit sich auch auf andere Körperteile auswirkt. Die Merkmale von schlechter Gesundheit und von Erschöpfungszuständen sind zuerst in den Augen zu erkennen. Wenn Ihnen am Erhalten der normalen Sehkraft Ihres Kindes gelegen ist, achten Sie vor allem auf seine physische Gesundheit. Schlechte Zähne, Mandeln und Drüsen, die nicht richtig funktionieren, sowie jede Vergiftung des Organismus haben eine unmittelbare Wirkung auf die Augen.

In einer Reihenuntersuchung wurde festgestellt, daß über siebzig Prozent der Kinder einer einzigen Volksschulklasse bis zu einem bestimmten Grad an einer Rückgratverkrümmung litten. Bei einigen war dieser Zustand ernst; bei vielen dagegen war die Krümmung geringfügig und leicht zu heilen. Für all diese Kinder war aufgrund der frühzeitig gestellten Diagnose eine Behandlung noch möglich. Da keine äußeren Merkmale, wie etwa Verkrüppelung oder Deformierung, sichtbar waren, kamen die Eltern überhaupt nicht auf den Gedanken, daß den Kindern etwas fehlen könnte.

Auch eine richtige Ernährung ist wichtig für die Gesundheit der Augen. Wir sind in weit stärkerem Maße als wir glauben das Produkt dessen, was wir essen. Ein Mangel an irgendeinem wesentlichen Nährstoff beeinflußt auf die Dauer sowohl unser Körpergewicht als auch unsere Energie und unsere Fähigkeit, Krankheiten zu bekämpfen oder sie abzuwehren.

Über das Thema einer ausgewogenen Ernährungsweise, insbesondere über den Bedarf heranwachsender Kinder, wurde bereits so viel geschrieben, daß es überflüssig ist, hier darüber noch etwas zu sagen. Alle Eltern, denen an der Gesundheit ihres Kindes gelegen ist, müssen dafür sorgen, daß die tägliche Nahrung des Kindes die notwendigen Vitamine und Kalorien, das richtige Quantum an Milch, Salaten, Gemüse und Früchten enthält.

Obwohl alle diese Stoffe wesentlich zum Wachstum und Aufbau eines gesunden Körpers beitragen, ist für die Gesundheit der Augen besonders das Vitamin A von großer Bedeutung.

Die Körperhaltung

Achten Sie bei Ihrem Kind auf die ersten Anzeichen einer schlechten Körperhaltung. Das lebhafte, gesunde Kind hat von Natur aus eine aufrechte Körperhaltung und weiß auch seinen Körper richtig zu gebrauchen. Ansätze zur schlechten Körperhaltung finden sich oft schon beim Kind, das gehen lernt. In diesem Alter können Haltungsschäden noch behoben werden, und zwar ebenso rasch wie sie auftreten. Da die Körperhaltung einen bedeutenden Einfluß auf die allgemeine Gesundheit und auf das Sehvermögen ausübt, muß das Kind zu einer richtigen Körperhaltung erzogen werden.

Eine schlechte Körperhaltung bedingt das fehlerhafte Arbeiten vieler Organe. Sie führt zur nervlichen Belastung, und häufig genug ist sie ein Zeichen dafür, daß es mit dem allgemeinen Gesundheitszustand schlecht bestellt ist und die Energiereserven ihren Tiefpunkt erreicht haben. Das Kind muß auf die Ursache seiner mangelnden Vitalität hin untersucht werden, sobald es eine gebückte Körperhaltung hat, den Kopf hängen läßt, seine Brust zu schmal ist oder sein Rückgrat geradlinig verläuft.

Das verlangt natürlich etwas mehr von den Eltern als nur das oft wiederholte quengelnde: »Halt dich gerade!« Beobachten Sie, welche Muskeln es sind, die das Kind falsch gebraucht, und zeigen Sie ihm, diese richtig zu gebrauchen. Immer mehr kommen wir zu der Einsicht, daß durch unsere Körperhaltung nicht allein die Meinung anderer von uns, sondern ebenso die Meinung, die wir selbst von uns haben, beeinflußt wird. Ein Arbeitgeber hat Bedenken, denjenigen einzustellen, der apathisch gegen die Wand gelehnt auf die Anrede wartet. »Er hat keine Willenskraft«, denkt dann der Arbeitgeber bei sich, »keine Initiative und kein Vertrauen zu sich selbst.«

Andererseits hat derjenige, der mit gesenktem Kopf und hängenden Schultern daherkommt – wodurch übrigens der Blutkreislauf und auch die Atmung behindert werden –, immer das Gefühl: »Ich schaffe es nicht. Ich bin der Sache nicht gewachsen.« Gerade diese Einstellung ist es, die ihn unfähig macht, die Ziele zu erreichen, die er sich gesetzt hat. Die Körperhaltung bestimmt in weitaus stärkerem Maße, als heute allgemein angenommen wird, den Lauf unseres Lebens, unser Vertrauen in uns selbst sowie auch die Lust und den greifbaren Erfolg, der sich unserem Leben abgewinnen läßt.

Machen Sie selbst einmal den Versuch. Gehen Sie in lässiger Haltung quer durchs Zimmer und gehen Sie dann, tief ein- und ausatmend, mit erhobenem Kopf und geraden Schultern wieder zurück. Sie fühlen sich wie ein anderer Mensch.

Seelische Störungen

Auch auf eine andere Art verschulden die Eltern unbewußt das schlechte Sehen ihres Kindes, nämlich dadurch, daß sie ihm nicht dabei helfen, seine seelische Ausgeglichenheit aufrechtzuerhalten. Psychiatrische Untersuchungen haben ergeben, daß die meisten seelischen Störungen ihren Ursprung in der Kindheit nehmen. Es ist vor allem auch deshalb wichtig, das Kind vor seelischen Erschütterungen zu bewahren, weil wir wissen, daß fehlerhaftes Sehen hauptsächlich eine seelische bzw. gefühlsbetonte Ursache hat.

Es gibt keinen stichhaltigeren Grund für die Selbstbeherrschung der Eltern und die Schaffung einer friedlichen Heimatmosphäre als den, daß beides wesentlich zur Erhaltung der Gesundheit des Kindes beiträgt. Eine hysterisch veranlagte Mutter, ein Vater von roher Gesinnung und Streitigkeiten zwischen den Eltern beeinträchtigen, auch wenn sie nicht gerade gegen das Kind selbst gerichtet sind, das Gefühl seiner Geborgenheit im Heim. Derartige Umstände bewirken gegebenenfalls eine seelische Belastung, die zu einer Fehlsichtigkeit beim Kind im Pubertätsalter führen kann.

Wir unterschätzen meist die Fähigkeit von Kindern, Dinge zu begreifen, für deren Verständnis wir sie noch zu jung erachten. Blicken wir aber auf die Jahre unserer eigenen Jugend zurück, so müssen wir einsehen – ob wir verstanden, um was es ging, oder nicht –, daß wir von manchem Ereignis tief beeindruckt oder berührt waren. In solchen Augenblicken entging es unseren Eltern oft, daß wir überhaupt etwas bemerkt hatten. Höchstwahrscheinlich sprachen wir nicht darüber und wußten auch nicht, was in uns vorgegangen war. Es ist ebensowenig zu erwarten, daß Ihre Kinder darüber sprechen werden. Vielleicht fehlen ihnen sogar dazu die Worte, selbst wenn sie es versuchen wollten. Doch nach wie vor bleibt die Tatsache bestehen, daß Spannungen und seelische Erschütterungen, Unglück und Furcht Narben auf der Kinderseele zurücklassen, die die Zeit nicht immer zu heilen vermag.

In medizinischen Jahrbüchern wird darüber berichtet, daß seelische Erschütterungen, Unglück, Unsicherheit und Angst oft die Ursache von Kurzsichtigkeit sind. Trotzdem gibt es Eltern, die, um sich die Folgsamkeit ihrer Kinder zu sichern, vorsätzlich ihre Angst ausnützen. Angst ist eine der stärksten Zerstörungsmächte in unserem Leben. Sie ist wahrscheinlich in gewissem Sinn die Ursache der meisten menschlichen Fehlschläge, die Ursache von Haßgefühlen und von Kriegen.

Da Kinder selten ihre Ängste jemandem anvertrauen, sollten sich wachsame Eltern über die Macht dieses zerstörerischen Elements im klaren sein. Sie sollten auf erste Anzeichen achtgeben, um diese sofort zu erkennen, ihre Ursache zu erfassen und sie zu beseitigen.

Mit Ausnahme der uns vermutlich angeborenen Angst vor einem plötzlichen Geräusch oder vor dem Herunterfallen sind alle unsere Angstgefühle erworben. Wir bekamen sie größtenteils zu einer Zeit, als wir noch zu jung waren, um zu verstehen, was geschah, oder um uns an die Quelle zu erinnern, der das Angstgefühl entsprang.

Das Kind, das frei von Angstkomplexen zum Erwachsenen heranreift, ist das Kind außergewöhnlich intelligenter und wohldisziplinierter Eltern.

DR. JAMES MALONEY, der lange Zeit auf der japanischen Insel Okinawa Shima lebte, war erstaunt darüber, daß selbst die ganz jungen Kinder die furchtbaren Zustände der vergangenen Kriegsjahre überstanden hatten, ohne Komplexe zu entwickeln. Während des Krieges hatten sie Angriffe erlebt, ohne auch nur dabei zu weinen. Viel von der seelischen Ausgeglichenheit dieser Kinder schrieb er dem Umstand zu, daß sie in den ersten Jahren nach ihrer Geburt auf dem Rücken der Mutter getragen werden. Das Kind erlebt nichts Erschreckendes, ohne daß die Mutter stets bei ihm ist, um es zu beruhigen. Es erwächst ihm dadurch ein Gefühl vollkommener Sicherheit, das überdies durch den Zustand physischer Geborgenheit, durch das Getragenwerden und die körperliche Berührung mit der Mutter, noch verstärkt wird. In seinem Buch »Die Lehre von Okinawa« zitiert NEWTON DILLAWAY DR. JAMES MALONEY: »Im Vergleich zu den Ländern des Westens, wo bis über fünfzig Prozent der Betten aller Krankenhäuser den Geisteskranken zugeteilt werden, bietet die verhältnismäßig geringe Zahl der psychotischen Fälle auf Okinawa Shima Grund zum Nachdenken ... Ich bin der Überzeugung, daß die Kinder von Okinawa ihre seelische Widerstandsfähigkeit der vorzüglichen Lebensvorbereitung zu verdanken haben, die sie zu Beginn ihres Lebens genießen. Diese Kinder sind wohlbehütet ... Während der ersten Lebenszeit können fortdauernde Angstzustände nachteiligen Einfluß auf die seelische Entwicklung haben. Wenn das Kind in einer Atmosphäre aufwächst, in der es sich ständig bedroht fühlt, dann entwickelt es seiner Umwelt gegenüber eine Haltung erbitterter Verängstigung. Es verliert seine Selbstsicherheit und sein Vertrauen in die beschützende Macht seiner Mutter ... Folglich entwickelt das Kind eine neurotische Verhaltensweise gegen das Leben.«

In seiner Anmerkung über das, was DR. MALONEY von den Okinawa-Kindern sagte, bemerkt DILLAWAY:

»Wenn die Gemütsanlage bereits in frühester Kindheit eine Festigung erfährt, dann haben wir die Möglichkeit, dadurch eine beständige soziale Ordnung zu schaffen. Sobald aber die Gemütsanlage labil bleibt, laufen wir Gefahr, in späteren Jahren den erschreckenden Merkmalen seelischen Versagens begegnen zu müssen. Eben das geschah in den USA, wo in den Krankenhäusern die Ursache von vielen Erkrankungen in seelischer Fehlanpassung liegt. Verbrechen sind ausnahmslos die Folge von seelischem Versagen; den amerikanischen Steuerzahler kostet das sechsundzwanzig Milliarden Dollar im Jahr.«

Die soeben genannten Einflüsse sind verhältnismäßig unfaßbare Kräfte. Dagegen haben wir uns, sobald das Kind zu lesen beginnt, mit mehr greifbaren Fragen zu befassen. Allzuoft entstehen gleich von Anfang an beim Lesen schädliche Gewohnheiten. Das Lesen wurde den Kindern bisher auf eine Weise gelehrt, bei der man alle Betonung auf das zu lernende Wort legte, während dem physischen Lesevorgang selbst fast gar keine Beachtung geschenkt wurde.

Nicht allein die Kunst des Lesens sollte Kindern gelehrt werden, sondern ebenso die Kunst des Gebrauchs ihrer Augen. Wie oft werden doch Zentraleinstellung und deutliches Sehen zugunsten des heutigen Systems geopfert, das das Zusammenraffen von Wortgruppen lehrt, nur um den Schülern das rasche Lesen beizubringen. Die Pädagogen experimentieren mit neuen Mitteln, um dem kindlichen Intellekt Wissen mitzuteilen. Ja, unsere Erziehung befaßt sich sogar so ausschließlich mit dem Intellekt, daß jede Gelegenheit zur Entwicklung richtiger physischer Gewohnheiten geflissentlich übergangen wird.

Bei der Betrachtung von unbekannten Gegenständen entsteht vorübergehend ein Lichtbrechungsfehler. Nun ist es doch augenfällig, daß ein Kind um so häufiger Unbekanntem begegnen wird, je jünger es ist, denn für junge Menschen ist ja alles neu und bemerkenswert. Die ersten Schuljahre sind nichts anderes als eine ununterbrochene Begegnung mit Gegenständen, Anschauungen, Ideen und Worten, die alle neu für das Kind sind. Logischerweise leidet daher das Kind häufig an Lichtbrechungsfehlern.

Wenn nun aber zu der Angst vor dem Lehrer, einer ungenügenden Leistung oder der Angst, etwas auf die Tafel Geschriebenes nicht begreifen oder erkennen zu können, außerdem noch die seelische Belastung hinzukommt, dann erwächst daraus eine innere Verkrampfung und folglich eine Verkrampfung der Muskeln. Das Kind, das unfähig ist, das neue Wort auf den ersten Blick zu erkennen, da ihm seine Bedeutung fremd ist, starrt es nun an und bemüht sich, es zu erkennen, um es besser zu verstehen.

Zur Lösung dieser Verkrampfung bei Kindern empfiehlt die Bates-Methode das Aufhängen einer Snellen-Prüfkarte im Schulzimmer. Sobald nun das Sehen des Kindes durch das Betrachten neuer Worte verschwommen würde, könnte es einen Blick auf das ihm Bekannte tun. Damit verschwindet der Lichtbrechungsfehler.

Das Kind dazu anzuhalten, irgendeinen bekannten Gegenstand anzublicken, erfordert keinerlei Mühe, denn zur Lösung der Verkrampfung ist es gleichgültig, welcher Gegenstand benutzt wird. Immer dringlicher ist es geworden, daß Eltern nicht wie einst von ihrem Kinde verlangen: »Lies uns mal deine Aufgabe vor, Kate!«, sondern daß sie sagen: »Lies uns etwas vor, damit wir sehen, ob du auch richtig liest.«

Ist die Körperhaltung des Kindes richtig? Hat es gutes Licht zum Lesen? Hält es sein Buch in einem Leseabstand von etwa dreißig bis fünfunddreißig Zentimetern? Runzelt es die Stirn, kneift es die Augen zu oder liest es bei halbgeschlossenen Augenlidern? Hält es das Buch beim Lesen seitlich oder – wie es richtig ist – direkt vor sich?

Achten Sie auf die ersten Anzeichen eines starren Blicks, und halten Sie das Kind dazu an, auf natürliche Weise zu blinzeln und den Blick immer wieder von nah auf fern umzustellen. Sowie sich Anzeichen einer Verkrampfung bemerkbar machen, ist es das Nächstliegende, diesen Zustand zu beseitigen.

Sobald eine Belastung vorliegt, wird fast immer die Schulleistung des Kindes darunter leiden. Da die Spannung auf eine seelische Belastung zurückzuführen ist, ist es ganz offensichtlich, daß das Denkvermögen des Kindes nicht die volle Leistungsfähigkeit zum Lernen aufbringen kann. Um die Sehkraft des Kindes zu überprüfen, hängen Sie die Snellen-Prüfkarte in regelmäßigen Zeitabständen immer wieder auf. Lassen Sie das Kind die Buchstaben ablesen, indem Sie ihm erst das eine, dann das andere Auge verbinden. Damit ist es aber noch nicht getan. Achten Sie auch darauf, daß sein Sehvermögen normal bleibt!

Machen Sie Ihrem Kinde den Wert eines normalen Sehvermögens begreiflich und zeigen Sie ihm, wie es seine Augen bei jeder Gelegenheit zu gebrauchen hat. Machen Sie es auf seine Augen aufmerksam, so daß ihm selbst jede Verschlechterung seines Sehvermögens sofort auffällt. Durch die in diesem Buch beschriebene Entspannungsgymnastik sind Fehler dann leicht und mühelos zu beheben und Brillen in absehbarer Zukunft endgültig abgeschafft.

Die Freude am Sehen

Mit Ihren Augen werden Sie gerade so gut sehen wie Sie sehen wollen – weder besser noch schlechter. Es genügt nicht, die Augengymnastik täglich nur einige Minuten lang zu machen, um dann während der übrigen Zeit den alten schädlichen Gewohnheiten zu frönen. Sie müssen bei jeder Handlung auf richtige Sehangewohnheiten bedacht sein. Sobald diese Gewohnheiten, unbewußt ausgeführt, zur täglichen Routine werden, erreichen Sie besseres Sehen, eine Lösung der Verkrampfung und eine Steigerung Ihres Denkvermögens.
In Anbetracht dessen, daß Sie Ihre Augen doch ununterbrochen benützen, ist es offenbar wichtig, sie stets richtig zu gebrauchen. Mit Ausnahme solcher Zeiten, in denen uns unsere Augen gerade Schwierigkeiten bereiten, schenken wir ihnen oder der Art, in der wir sie gebrauchen, wahrscheinlich gar keine Beachtung. Einige Möglichkeiten, um Ihre neuerworbenen Sehangewohnheiten in Ihren Alltag einzubauen, seien daher hier genannt.

1. Während der Fahrt im Zug oder im Omnibus

Mit welchem Verkehrsmittel Sie auch gerade fahren, schauen Sie einmal um sich, und betrachten Sie die Gesichter der anderen Passagiere. Entweder starren diese gedankenlos mit gelangweiltem Gesichtsausdruck in die Gegend, sind nervös, weil sie irgendwohin zu spät kommen, oder verkrampft, weil sie versuchen, sich bei jemand anderem vorzudrängen. Sie machen ein finsteres Gesicht, weil sie ihre Sorgen mit sich herumschleppen oder bemüht sind, eine Reklameschrift zu lesen, deren Entzifferung ihnen Schwierigkeiten bereitet.
Ist es Ihnen aber noch nicht aufgefallen, daß auch Sie den gleichen verkrampften Eindruck machen und Sie dadurch eine Belastung hervorrufen, die Ihre eigene Sehkraft verringert?
Setzen Sie sich aufrecht und bequem, und halten Sie Ihren Kopf gehoben. Starren Sie nicht, während Sie eine Landschaft betrachten, und vermeiden Sie den glasigen Blick. Schauen Sie abwechselnd und ohne Anstrengung durch die Fenster der beiden Wagenseiten. Lassen Sie die Landschaft ebenso mühelos auf sich zukommen, wie es auf der Leinwand im Kino geschieht. Betrachten Sie dabei abwechselnd Nahes und Fernes, als machten Sie das »lange Schwingen«.

Die beste und natürlichste Entspannungsmöglichkeit besitzen Sie in Ihren Augenlidern. Um das grelle Licht auszuschließen, machen Sie Ihre Augen zu, und üben sich dann bei möglichst bildhafter Vorstellung ein wenig in geistiger Gymnastik. Beschäftigen Sie sich mit lebendigen Bildern, so daß ein Starren vermieden wird und die Augen hinter den geschlossenen Lidern in Bewegung bleiben.

Sie können sich zum Beispiel während der Fahrt in der Bahn oder im Bus vorstellen, daß Sie an einem Zaun mit glatten, scharf zugespitzten Latten vorübergehen. Sehen Sie den Zaun vor Ihrem geistigen Auge. Bemalen Sie jede Latte sorgfältig mit weißer Farbe. Tauchen Sie dann Ihren gedachten Malpinsel in schwarze Tinte, und malen Sie auf die erste Latte einen deutlichen schwarzen Buchstaben A, auf die zweite ein B, ein C auf die dritte usw. Sobald Sie fertig sind, treten Sie einen Schritt zurück, um Ihre Arbeit zu bewundern; betrachten Sie dabei jeden einzelnen der schwarzen Buchstaben, und beobachten Sie, wie sich diese vom Weiß des Zaunes abheben.

Machen Sie jetzt Ihre Augen auf, und suchen Sie sich entweder aus den Reklametafeln der vorbeifahrenden Omnibusse oder Züge oder von einem Schild, das Sie durch eines der Fenster sehen, irgendeinen schwarzen Buchstaben A mit weißem Hintergrund aus. Vergleichen Sie das A der Druckschrift mit dem soeben gemalten Buchstaben, und betrachten Sie abwechselnd beide.

2. Bei Autofahrten

Nahezu alle Menschen, die an Augenanstrengung leiden, spüren Schmerzen im Genick, während sie am Steuer ihres Autos sitzen. Sie haben Kopfschmerzen und sehen undeutlich, werden nervös und müde, und manchmal wird ihnen nach einer langen Fahrt geradezu übel. Für solche Menschen sind nicht abgeblendete Scheinwerfer nachts ein Alptraum.

Der größte Teil dieser unangenehmen Erscheinungen läßt sich vermeiden, wenn ein paar einfache Ratschläge beachtet werden:

1. Statt während des Fahrens den Blick starr auf die Straße vor sich gerichtet zu halten – diesen etwas nachdenklichen, glasigen Blick, den man typischerweise bei den meisten Fahrern antrifft –, blicken Sie abwechselnd zwischen dem Armaturenbrett und irgendeinem fernen Gegenstand hin und her; blinzeln Sie oft dabei. Diese Übung fördert eine rasche Akkommodation, verhütet Starren und löst Verkrampfungen.

2. Setzen Sie sich aufrecht ans Steuer, den Kopf etwas angehoben, und blicken Sie dabei nach vorn. Lassen Sie den Kopf nicht auf die Brust herabsinken, um zu vermeiden, daß Sie angestrengt nach oben blicken müssen. Schauen Sie auch nicht aus den Augenwinkeln, und achten Sie darauf, daß Ihre Nackenmuskeln entspannt bleiben. Es ist nie gut, lange Strecken am Steuer sitzen zu bleiben, ohne dabei die Körperhaltung zu verändern. Halten Sie deshalb den Wagen an, setzen Sie sich aufrecht, bewegen Sie den Kopf einige Male von Seite zu Seite, und holen Sie tief Luft.

3. Blicken Sie während der Fahrt auf einen noch weit entfernten Gegenstand – auf einen Baum, ein Haus oder einen Felsblock –, und beobachten Sie diesen, während er sich Ihnen rasch nähert.

4. Denken Sie an Ihre Sonnübungen, wenn Sie bei Nacht am Steuer sitzen – es spielt keine Rolle, ob Sie dabei direktes Sonnenlicht oder eine starke Glühbirne benutzt hatten. Sie erinnern sich, daß Ihnen bei dieser Übung die Aufgabe gestellt wurde, den Kopf entspannt von Seite zu Seite zu schwingen und dabei eher am Licht vorbei als direkt hineinzuschauen. Tun Sie dasselbe, sobald Ihnen bei Nacht Wagen mit nicht abgeblendeten Scheinwerfern begegnen. Solange sich Ihre Augen bewegen, kann das Licht Sie nicht blenden. Richten Sie den Blick auf eine Stelle neben oder unter den Scheinwerfern, statt direkt in sie hineinzuschauen.

5. Das Sehen bei Nacht, es wurde schon einmal darauf hingewiesen, geschieht durch die Nerven am Rande der Netzhaut, von denen zum großen Teil Ihre Sicherheit beim Autofahren auf der Landstraße abhängt. Den vorüberfahrenden Verkehr nehmen Sie aus den Augenwinkeln wahr, selbst dann, wenn Sie nicht absichtlich auf ihn achten. Tatsächlich wäre ohne diese Nerven der Netzhautperipherie Ihr Blickwinkel sehr begrenzt.
Überzeugen Sie sich selbst davon. Rollen Sie zwei Papierbogen zu langen, schmalen Röhren zusammen. Halten Sie beide gleichzeitig vor Ihre Augen. Auf diese Weise schließen Sie alles aus, was seitlich Ihres Blickfelds liegt, und können folglich nur noch geradeaus sehen. Daraus wird ersichtlich, in welchem Umfang die peripheren Netzhautnerven Ihnen im Straßenverkehr eine Hilfe sind.

3. Auf dem Spaziergang

Versuchen Sie sich beim Spazierengehen vorzustellen, daß sich alles um Sie herum in Bewegung befindet. Auf diese Weise kommen Sie nicht in Versuchung, zu starren. Während Sie also die Straße hinuntergehen, denken Sie sich, daß alles auf Sie zukommt – der Gehsteig, die Straße, Bäume und Hecken. Diese scheinbare Eigenbewegung aller Gegenstände wird Spannungen lösen, und nach kurzem werden Sie entdecken, daß Schilder deutlicher werden und alles an Helligkeit zunimmt.

4. Im eigenen Heim

Wenn Sie bei sich zu Hause, im Büro oder in Ihrer Werkstatt sind, denken Sie daran, immer wieder Ihre Augenmuskeln zu lockern.
Stellen Sie sich an ein Fenster, und betrachten Sie einen fernen Gegenstand – die Spitze eines Turmes, eines Schornsteines oder die eines Baumes. Schauen Sie sodann auf das Zifferblatt Ihrer Armbanduhr. Blicken Sie zwischen dem fernen und nahen Gegenstand hin und her. Machen Sie keine Anstrengungen, um Einzelheiten an dem fernen Gegenstand zu erkennen. Betrachten Sie ihn einfach mit raschen, flüchtigen Blicken. Wenn Sie aber auf die Uhr schauen, betrachten Sie nur eine einzige Zahl des Zifferblatts, um die Zentraleinstellung zu fördern. Wiederholen Sie das etwa zehn- bis zwölfmal.
Wenn Sie diese Übung täglich immer wieder in kurzen Abständen machen, werden Sie feststellen, daß Sie, sobald Sie zu Ihrer Arbeit zurückkehren, besser sehen und länger arbeiten können, ohne dabei Augenanstrengung oder Müdigkeit zu empfinden.

5. Wie man Menschen nicht anschaut

Nichts ist ärgerlicher, als angestarrt zu werden. Sogleich wird einem unbehaglich zumute und man fühlt sich befangen; man macht sich Gedanken darüber, was wohl an einem nicht ganz in Ordnung sein mag, und empfindet eine unbestimmte Feindseligkeit demjenigen gegenüber, der einen fixiert.
Der Mensch, der schlecht sieht, neigt dazu, andere anzustarren, weil er sich um ein deutlicheres Erkennen der Gesichtszüge bemüht. Starren Sie einem Menschen nicht ins Gesicht, als wollten Sie ihn niederstarren und aus der Fassung bringen. Machen Sie keine Anstrengung, um sein Gesicht ganz deutlich zu sehen. Bevor Sie versuchen, ein Gesicht zu erkennen, entspannen Sie sich erst einmal – denn Ihr eigenes Gelöstsein überträgt sich sofort auf den anderen Menschen, und er

fühlt sich in Ihrer Gesellschaft entspannt und wohler. Betrachten Sie ungezwungen sein Gesicht, und versuchen Sie nicht, es gleich auf den ersten Blick erfassen zu wollen. Schauen Sie ihm erst in die Augen, blicken Sie dann kurz auf den Mund, auf die Nase usw. Wenn Sie wegschauen, erinnern Sie sich an die Einzelheit, die Sie soeben betrachteten, und wie diese aussah. Auf diese Art wird das Gesicht sehr viel deutlicher werden. Außerdem verstoßen Sie nicht gegen die Anstandsregel, denn Sie vermeiden das Anstarren, mit dem Sie andere Menschen sehr verärgern können.

6. Beim Einkaufen und im Museum

Wenn Sie ein Museum oder eine Kunstgalerie besuchen, Sehenswürdigkeiten besichtigen oder einen Einkauf machen, denken Sie an die Wirkung, die das Betrachten neuer Gegenstände auf Sie ausübt, die der Geist zu deuten hat. Lassen Sie zwanglos Ihren Blick auf dem unbekannten Objekt ruhen oder noch besser, nur auf einem Teil von ihm. Blicken Sie danach wieder auf irgendeinen bekannten Gegenstand, auf Ihre Handschuhe oder Handtasche, auf Ihren Begleiter oder auf irgend etwas anderes, das Ihnen vertraut ist.
Starren Sie nicht. Bemühen Sie sich nicht, einen ganzen Gegenstand auf einmal zu erfassen; versuchen Sie nicht, den geistigen Vorgang des Übersetzens gewaltsam zu beschleunigen. Hetzen Sie sich nicht ab, um in einigen wenigen Minuten so viele Eindrücke wie nur irgend möglich in sich aufzunehmen. Legen Sie sich richtige Sehangewohnheiten zu, um sich von der Müdigkeit zu befreien, die aus falschen Gewohnheiten entsteht.

7. Beim Nähen

Gewöhnen Sie sich beim Nähen an, die Bewegung Ihrer Hand beim Hin- und Herführen der Nadel zu beobachten. Sie werden auf diese Weise deutlicher sehen, mit weniger Verschwommenheit und Ermüdung, als wenn Sie Ihren Blick auf den Stoff richten, an dem Sie nähen. Bedenken Sie auch, daß Sie, um den Stoff mühelos zu sehen, desto mehr Licht brauchen, je dunkler seine Farbe ist.

8. Beim Schreiben

Blicken Sie bei der Schreibbewegung eher auf die Feder oder auf den Bleistift als auf die entstandenen Worte, so daß die Augen soviel wie möglich in Bewegung gehalten werden.

9. Beim Spielen

Es gibt viele Spiele, die entspannend wirken und die einem Menschen mit schlechtem Sehvermögen gute Dienste leisten. Mit den Spielen dagegen, die seelische Spannung und daher auch Augenspannung verursachen, beschäftigen Sie sich lieber nicht. Kontrakt-Bridge ist für fehlsichtige Augen ein ermüdendes Spiel, während dagegen bei Patience das wettstreitende Element fehlt und die Augen trotzdem in Bewegung bleiben.

Spiele wie Federball, Tischtennis oder Tennis, das Wurfscheibenspiel und Kegeln oder Sportarten wie das Wandern und Rollschuhlaufen halten alle die Augen ununterbrochen in Bewegung; sie fördern normales Sehen. Kinder haben durch Spiele wie Kreiseltreiben, das Murmelspiel oder Ringwerfen denselben Nutzen.

Geradezu jedes Spiel also, wodurch die Augen in Bewegung gehalten werden, dient zur Lösung der Spannung und führt zum besseren Sehen.

Doch es genügt nicht, aus Ihren Spielen gymnastische Übungen zu machen. Sie müssen ebenso Spiele aus Ihren Augenübungen machen können. Freude zu empfinden, bringt Ihnen bereits Entspannung. Ihre innere Einstellung wird ausschlaggebend sein für den Erfolg, den Sie durch die Übungen erzielen werden.

10. Gehen Sie ins Kino

Viele Menschen klagen über Beschwerden, nachdem sie im Kino waren. Das ist eine Folge unseres alten Übels – des Starrens. Sobald Sie Ihren Blick auf eine einzige Stelle auf der Leinwand gerichtet halten und dabei die ganze Leinwandfläche zu erfassen suchen, werden Sie eine Belastung empfinden. Wenn Sie zu einem normalen Gebrauch Ihrer Augen gelangen wollen, dann müssen Sie darauf achten, daß sich das Blickfeld von Punkt zu Punkt verschiebt. Zeichnen Sie mit dem Auge die Umrisse der auf der

Leinwand erscheinenden Gesichter, Landschaften, Tiere usw. nach, und betrachten Sie dabei jeweils immer nur eine kleine Fläche. Sie werden dann in Ihren Augen nach dem Film eine große Erleichterung verspüren.

Durch das Betrachten der rasch wechselnden Bilder steigern Sie im verkrampften Auge das Tempo der Blickfeldverschiebung, was schließlich zu einer Lösung der Verkrampfung führt.

Die ersten Filme, die Sie ohne Ihre Brille anschauen, werden für Sie wahrscheinlich eine Nervenprobe sein. Wenn Sie unter Kurzsichtigkeit leiden, dann setzen Sie sich nahe vor die Leinwand und befolgen dabei die oben erwähnten Ratschläge.

In dem Maße, wie die Zahl der Fernsehempfänger wächst, mehren sich auch die Klagen über Augenanstrengung. Zweifellos ist auch dies eine Folge des Starrens; man ist bemüht, das ganze Bild gleichzeitig zu erfassen, ohne das Blickfeld von Punkt zu Punkt zu verschieben. Sobald Sie auf dieselbe Weise fernsehen, wie Sie gelernt haben, die Filmleinwand zu betrachten, wird sich die Sehstörung beheben lassen. Es ist immer wieder von neuem erstaunlich, wieviel Beschwerden durch ein paar einfache Verhaltensregeln vermieden werden können.

Blicken Sie zwanglos auf die Filmleinwand und blinzeln Sie dabei normal. Um sich auszuruhen, legen Sie hin und wieder Ihre Hände über die Augen und machen Sie ein paar Sekunden lang das »Palmieren«.

Sofern es durchführbar ist, wird es vorteilhaft sein, sich mehrmals denselben Film anzuschauen. Auf diese Weise können Sie selbst feststellen, wie sich Ihre Sehkraft bessert. Wenn Sie kurzsichtig sind, setzen Sie sich in dem Maße, wie sich Ihre Sehkraft bessert, Reihe um Reihe zurück; wenn Sie weitsichtig sind, rücken Sie Reihe um Reihe immer näher an die Leinwand heran. Bemühen Sie sich nicht darum, alles zu erfassen, was auf der Leinwand geschieht. Beobachten Sie sich selbst, so daß Sie sich während eines spannenden Augenblicks in der Haltung nicht verkrampfen oder, ohne daß Sie es merken, eine Grimasse schneiden. Bleiben Sie entspannt.

Einen Film anzuschauen kann eine ausgezeichnete und gleichzeitig unterhaltsame Art sein, das Sehen zu bessern. Trübsichtigen und träg reagierenden Augen wird dadurch geholfen und die Sehkraft von neuem angeregt.

11. Überwinden Sie den »toten Punkt« am Nachmittag

Viele Menschen haben ihr Energiepotential am späten Nachmittag derart erschöpft, daß sie zu dieser Zeit an einem »toten Punkt« angelangt sind. Das ist mit der Grund, weshalb die Engländer ihren Nachmittagstee gerade zu dieser Zeit servieren. Wenn auch Sie um diese Zeit Müdigkeit empfinden, dann versuchen Sie es einige Minuten lang mit dem »Palmieren«. Sollten Sie gerade zu dieser Zeit unter Menschen sein, wo es auffallen würde, so machen Sie das »Palmieren« auf geistige Art: Denken Sie sich, daß Sie mit den warmen Handflächen Ihre geschlossenen Augen bedecken. Obwohl dieses »Palmieren« nicht ganz so nützlich ist wie das richtige, so ist es immerhin besser, als es überhaupt nicht zu machen.

Wo ein Wille ist . . .

Zum Abschluß dieses Buches möchte ich noch einmal die Hauptpunkte aufzählen, so daß diese jederzeit nachgeschlagen werden können.

1. Die Bates-Methode

Die Wiedererziehung der Augen gründet sich auf die Bates-Methode zur Besserung des Sehens. Von orthodoxen Augenärzten wird behauptet, daß das erkrankte Auge weder zu heilen ist noch sein fehlerhaftes Arbeiten zu berichtigen sei, worin es sich demnach von jedem anderen Körperorgan grundsätzlich unterscheiden würde.
Dieser Ratgeber will zeigen, daß es möglich ist, Augenschäden zu berichtigen, Brillen abzulegen und Nerven- und Augenüberlastung sowie Migräne, Ermattung und Schlaflosigkeit zu beseitigen. Vor allem aber soll hier gezeigt werden, daß Sehbeschwerden zu verhindern sind, und zwar dadurch, daß den Menschen eine Anleitung gegeben wird, ihre Augen richtig zu gebrauchen und die schädlichen Sehangewohnheiten durch gute zu ersetzen.

2. Das Grundprinzip

Die Augenbelastung ist nicht die Folge einer Augenerkrankung – sie ist deren Ursache. Sobald die Belastung beseitigt wird, sieht das Auge normal. Lichtbrechungsfehler entstehen durch eine Belastung oder durch die Gespanntheit der spontan wirkenden Augenmuskeln. Diese Muskeln können aber nicht von selbst tätig werden; sie reagieren allein auf die Nervenimpulse, die von den Sehzentren des Gehirns ausgehen. Der Vorgang des Sehens ist zu neunzig Prozent geistiger Natur – nur zehn Prozent ist physisch.
Wenn man seelisch entspannt ist, gibt es keine gespannten Nerven; ohne die Nervenspannung spannen sich auch keine Muskeln. Folglich ist dann auch das Auge frei von Spannung und sieht normal.

3. Spannung und Entspannung

Jeder Augenfehler hat seine eigene, besondere Spannungsart, und trotzdem gibt es für alle Spannungszustände nur eine einzige Behandlung: die physische und psychische Entspannung, die von den Sehzentren des Gehirns ihren Ausgang nimmt.

Spannung ist ein Zeichen dafür, daß der Mensch mit sich selbst nicht im Einklang ist. Die Lösung von Spannungen erschließt neue Kräfte. Der Körper – und damit alle Körperorgane – ist nur dann leistungsfähig, wenn er entspannt ist.

Die Spannung, die die Fehlsichtigkeit bedingt, ist in vielen Fällen lediglich das Symptom einer physischen Störung, der Schlüssel zu einem Komplex oder auch der Ausdruck unserer Charaktereigenschaften durch das Unterbewußtsein.

Nicht Sie sind das Opfer Ihrer Augenerkrankung, sondern die Fehlsichtigkeit ist die Folge Ihres seelischen Zustands.

Die Entspannung ist die Grundbedingung, ohne die alles andere zwecklos ist.

Die Entspannung selbst ist ein Befreitwerden, eine Befreiung von Schmerz und Verkrampfung, ein Freisetzen von Energie und ein Entfalten der Persönlichkeit. Man sollte daher die Entspannung nicht mit grimmiger Entschlossenheit erzwingen wollen, sondern sie vielmehr mit Freude willkommen heißen.

4. Das Alter spielt keine Rolle

Bei dieser Methode hat das Alter des Menschen keinen entscheidenden Einfluß auf den Erfolg der Arbeit. Sie können jederzeit damit beginnen, in früher Kindheit ebenso wie im hohen Alter.

5. Was soll mit der Brille geschehen?

Legen Sie Ihre Brille ab, und tragen Sie sie so wenig wie möglich. Es ist durchaus denkbar, daß Sie sie bereits am Anfang endgültig beiseite legen können. Wenn Ihnen das gelingt, so wird sich Ihr Sehvermögen rascher erholen, als wenn Sie immer wieder zur Brille greifen müssen. Der ursprüngliche Lichtbrechungsfehler, den die Linsen berichtigen sollen, stellt sich nämlich wieder ein, sobald Sie die Brille aufsetzen.

Sollten Sie jedoch schon so lange Brillen getragen haben, daß Sie nicht imstande sind, Ihre Arbeit ohne Schwierigkeiten zu verrichten, ehe Sie einige Tage lang die Entspannungsübungen gemacht haben, dann tragen Sie sie während dieser Zeit eben so wenig wie möglich. Benutzen Sie die Brille allmählich immer seltener; früher als Sie glauben, werden Sie sie dann ganz ablegen können.

6. Wie lange wird es dauern?

Fehlsichtigkeit konnte schon innerhalb weniger Minuten behoben werden; oft dauert es aber auch viele Wochen. Wie lange es in Ihrem persönlichen Fall dauert, wird von der Schwere Ihrer Augenerkrankung, von Ihrem Vorstellungsvermögen abhängen und auch davon, wie Sie sich der Gymnastik und den Übungen widmen.

7. Was verursacht Schlaflosigkeit?

Daran sind Sie selbst schuld. Schlaflosigkeit ist absichtliches Wachbleiben, und verantwortlich dafür ist Ihr seelischer Zustand. Meistens verbirgt sich hinter der Schlaflosigkeit, entweder bewußt oder unbewußt, irgendeine Angst. In Wirklichkeit bemüht man sich darum, wach zu bleiben, ist aber zugleich der festen Überzeugung, daß man sich nach Schlaf sehnt.

Nicht selten werden Menschen ihres Schlafes beraubt einfach durch ihre Angst vor dem Nicht-einschlafen-Können. Wenn Sie sich selbst davon abhalten können, sich im Bett unruhig hin- und herzuwälzen oder darüber aufzuregen, daß Sie wachliegen, dann werden Sie fast ebensoviel Nachtruhe davontragen, als würden Sie wirklich schlafen. Vor allem müssen Sie sich dabei vor Augen halten, daß es fast gleichgültig ist, ob Sie schlafen oder nicht. Sobald diese Erkenntnis einmal zur Überzeugung geworden ist, genügt sie vollauf, um beinah jeden in Schlaf sinken zu lassen.

Wenn Sie an Schlaflosigkeit leiden:

a) Erzählen Sie es niemandem.

b) Sorgen Sie sich nicht darüber.

c) Liegen Sie ruhig im Bett.

d) Lesen Sie nicht im Bett.

e) Entspannen Sie sich vor dem Zubettgehen. Die Entspannung

kommt vor dem Schlaf, denn Schlaf allein entspannt müde Augen nicht.

f) Machen Sie, ehe Sie das Licht auslöschen, fünf Minuten lang das »lange Schwingen«.

8. Bei Migräne

Das »lange« und »kurze Schwingen« hat viele Vorzüge. Einer von ihnen ist die wohltuende Wirkung nicht nur bei einfachen Kopfschmerzen, sondern gerade bei dieser Geißel der Menschheit, der Migräne. Migräne ist eine Folge der Kreislaufstörung, der jedoch eine seelische Störung zugrunde liegt. Es ist schwierig, diese Schmerzen zu beseitigen, solange wir nicht zuerst der seelischen Ursache auf den Grund kommen.

Eine Frau, die an Migräne litt, kam zu mir und schüttete mir ihr Herz aus. Jahrelang hatte sie immer wieder furchtbare Migräneanfälle erlitten. Sobald sie das Herannahen eines Anfalls spürte, legte sie sich, von Schmerzen und Übelkeit gequält, mehrere Tage lang zu Bett. Sie hatte Arzneien genommen, ohne jedoch Linderung zu verspüren, und jahrelang Brillen getragen, in der Hoffnung, daß diese irgendeinen Einfluß auf den Zustand haben würden. Nach einigen Behandlungen, in denen sie Übungen zur Entspannung erlernte, löste sich die Verkrampfung der Nervenzentren, die Migräne verlor sich, und die Frau erlebte bis auf den heutigen Tag keinen weiteren Anfall.

9. Tägliche Übungen zur Entspannung

a) Das »Sonnen«.

b) Das »Palmieren« (zehn Minuten lang).

c) Das »lange Schwingen« (fünf Minuten lang).

d) Das »kurze Schwingen« und geistige Gymnastik (fünf Minuten lang).

e) Die Buchstabenübung: Widmen Sie dieser Übung mehr Zeit als allen anderen.

f) Die Buchstabenübung mit der Snellen-Prüfkarte (einige Minuten lang).

10. Bei Kurzsichtigkeit

Wenn Sie zu den unter Kurzsichtigkeit leidenden Menschen gehören, müssen Sie ganz besonders auf Ihre Körperhaltung achten. Denn gerade bei dieser Art von Fehlsichtigkeit ist die Haltung meistens schlecht. Denken Sie immer daran, daß sich Ihre Haltung nicht nur auf Ihren allgemeinen Gesundheitszustand auswirkt, sondern daß sie auch einen bedeutenden Einfluß auf Ihr Sehvermögen hat.

11. Weit- oder Übersichtigkeit und verschwommenes Sehen

Hier werden Ihnen folgende Übungen mit Domino-Steinen gute Dienste leisten.

Beschaffen Sie sich einen Satz schwarzer weißpunktierter Domino-Steine und eine Holztafel, etwa dreizehn mal fünfundvierzig Zentimeter groß. Streichen Sie die Tafel entweder schwarz oder überziehen Sie sie mit mattschwarzem Stoff. Kleben Sie die Domino-Steine in zwei Zentimeter Abstand geradlinig hintereinander auf die Tafel.

Halten Sie das Domino-Brett in Augenhöhe und in etwa fünfzehn Zentimeter Abstand vor sich hin. Schwingen Sie den Kopf von rechts nach links und bewegen Sie dabei jedesmal das Brett in entgegengesetzter Richtung. Der Blick streift dabei flüchtig die oberste Reihe weißer Punkte, so als folge er einer punktierten Linie. Machen Sie diese Übung rasch und wiederholen Sie sie fünfzehn- bis zwanzigmal.

Nach und nach werden die Punkte, die Sie mit dem Blick streifen, weißer erscheinen als die anderen Punkte der Domino-Steine.

Blicken Sie abwechselnd zwischen den Punktreihen hin und her, um die rasche Verschiebung des Blickfelds zu fördern.

Halten Sie jetzt das Domino-Brett senkrecht und beginnen Sie die Übung, indem Sie Ihren Blick zuerst auf die Zimmerdecke richten und dann Ihren Kopf nach unten schwingen. Bewegen Sie beim Schwingen das Domino-Brett nach oben, also in entgegengesetzter Richtung. Schwingen Sie dann Ihren Kopf nach oben und bewegen Sie gleichzeitig das Brett nach unten. Während dieser Auf- und Abwärtsbewegung klettert der Blick wie auf Leitersprossen an den Punkten der Domino-Steine auf und ab.

Die Domino-Übungen haben einen merklichen Einfluß auf die Reaktionsgeschwindigkeit träger Augenmuskeln. Sie steigern die

Genauigkeit, das Erfassen von Einzelheiten und rasche Anpassung beim Sehen. All dies sind wesentliche Momente, um ein müheloses und rasches Lesen ohne Brille zu erzielen.

Man hüte sich jedoch, etwas bei dieser Übung erzwingen zu wollen. Eine junge Frau, mit der ich arbeitete, war infolge der Schwierigkeit, die ihr das Verschieben des Blickfelds bereitete, derart verkrampft, daß es ihr außerordentliche Schmerzen verursachte, das Domino-Brett an ihren Augen vorbeizubewegen. Sollten auch Sie Schmerzen dabei empfinden, dann setzen Sie mit der Domino-Übung vorläufig so lange aus, bis Ihre Augen nach einigen Tagen normaler Blickfeldverschiebung etwas beweglicher geworden sind.

12. Bei Schielaugen

Bevor Sie mit der Buchstabenübung beginnen, machen Sie die Augengymnastik mit dem Bleistift und der Stricknadel.

13. Beim »grauen Star«

Machen Sie das »Palmieren« nicht nur in Verbindung mit den anderen technischen Übungen. Hier ist es angebracht, sich dieser Übung zehn Minuten stündlich zu widmen.

14. Wie man lesen soll

a) Lesen Sie nicht, wenn Sie Kopfschmerzen haben, krank, müde oder erkältet sind.

b) Achten Sie auf Ihre Körperhaltung.

c) Berücksichtigen Sie beim Lesen die Helligkeit Ihres Zimmers.

d) Wenn Sie rasch lesen, d. h. gewohnheitsmäßig ganze Wortgruppen auf einen Blick zu erfassen suchen, dann üben Sie das Lesen durch einen Spalt. Auf diese Weise gewöhnt sich das Auge daran, der weißen Fläche zwischen den Zeilen zu folgen.

e) Legen Sie Pausen beim Lesen ein.

f) Blicken Sie auf die weiße Zwischenzeile.

g) Denken Sie sich einen schwarzen Punkt; sobald Sie einen einzigen Gedanken richtig denken, sind Sie innerlich entspannt.

h) Wenn Sie schielen, lesen Sie mit einem Auge allein, und bedecken Sie jeweils das andere mit einer Augenbinde.

15. Schutz für die Augen von Kindern

a) Achten Sie darauf, daß beim Säugling die Augenmuskeln nicht starr werden.
b) Lassen Sie Ihr Kind auf seinen allgemeinen Gesundheitszustand untersuchen.
c) Halten Sie es zur aufrechten Körperhaltung an.
d) Schützen Sie es vor seelischen Störungen.
e) Bringen Sie ihm richtige Leseangewohnheiten bei.
f) Achten Sie auf die ersten Anzeichen einer Verkrampfung, auf unbewußtes Grimassenschneiden und auf das Zusammenkneifen der Augen beim Lesen.

16. Richtige Sehangewohnheiten

a) Blinzeln Sie normal.
b) Üben Sie das rasche Umstellen des Blicks von nah auf fern.
c) Üben Sie sich darin, jeweils nur eine kleine Fläche zu betrachten, um die Zentraleinstellung zu fördern.
d) Betrachten Sie das, was Ihre Augen sehen, um Ihre Aufmerksamkeit zu steigern.
e) Denken Sie darüber nach, was Sie gesehen haben, um das Gedächtnis zu stärken.
f) Vermeiden Sie zu starren.
g) Machen Sie sich all diese Sehangewohnheiten zu eigen, so daß sie bei der Verrichtung Ihrer täglichen Arbeit häufige Verwendung finden.

Wo ein Wille ist ...

Den Erfolg dieser Methode zur Wiedererziehung der Augen bestimmen nicht so sehr die Übungen des Systems an sich als vielmehr die jeweilige Gemütsverfassung des Individuums. Es gibt Menschen, die sich mit stoischer Ausdauer, doch ohne jeden Erfolg, mehrere Stunden täglich den Übungen widmen. Der Grund dafür ist, daß das Übel eine seelische Ursache hat. Durch ein bloßes mechanisches Herunterleiern der Übungen kann nichts erreicht werden. Es ist unbedingt erforderlich, daß man an jedem einzelnen Schritt des Vorgangs innerlich beteiligt ist.

Fast täglich habe ich Gelegenheit, zu beobachten, wie das erste Aufleuchten normaler Sehkraft neue Hoffnung einflößt, Selbstvertrauen erweckt und eine Gemütsverfassung erzeugt, die zu rascher Besserung führt.

Wir alle haben schon einmal die Müdigkeit, die Mut- und Trostlosigkeit empfunden, die uns sagen läßt: »Ich schaffe es nicht. Ich bin zu müde, um auch nur eine Minute weiterzuarbeiten. Es ist ja doch alles umsonst.« Dann geschieht plötzlich etwas – man bekommt eine freundliche Einladung, einen überraschenden Telefonanruf, man denkt an etwas ganz anderes – und die Müdigkeit fällt von einem ab, als wäre sie nie dagewesen: Begeisterung verdrängt die Entmutigung, und anstelle der Trostlosigkeit tritt die Hoffnung. Irgend etwas im Bereich des Psychischen hat sich ereignet, und dem Körper kommt es zugute.

Manche Menschen versuchen beharrlich, durch eine entschlossene physische Anstrengung richtiges Sehen im Sturm zu erobern. Hier aber ist jedes Bemühen fehl am Platz; Sie haben weiter nichts zu tun, als das Licht ins Auge eintreten zu lassen. Dadurch, daß Sie mit Gewalt versuchen, sich zum Sehen zu zwingen, läßt sich keine Besserung des Sehvermögens erreichen. Allein durch den Wunsch, zu sehen, durch die Hoffnung, wieder richtig sehen zu können, kommen Sie zum Ziel.

Bei der Vorbereitung dieses Ratgebers war ich stets bemüht, die erstaunlichen Erfolge nicht zu betonen, die durch diese Methode der Wiedererziehung der Augen erreicht wurden und die sich immer wieder von neuem erreichen lassen. Doch für denjenigen, der Tag für Tag die greifbaren Erfolge in gebessertem Sehen, erhöhter Gesundheit und der Entfaltung der Persönlichkeit vor sich sieht, ist es nicht leicht, die Tatsache zu verschweigen, daß die latenten Kräfte der Augen praktisch unbegrenzt sind. Vorausgesetzt, daß Sie das normale Sehen nur einigermaßen unterstützen, werden Ihre Augen Sie überreichlich dafür belohnen.

Anmerkung für Spötter

Die Bates-Methode zur Wiedererziehung der Augen und zur Besserung des Sehens ohne Benutzung der Brille findet seit langem Anwendung, wobei das Sehvermögen Zehntausender von Menschen gebessert wurde. Trotzdem wird sie immer noch von orthodoxen Augenärzten angegriffen.

Im allgemeinen erfolgen derartige Angriffe ohne eine wirkliche Kenntnis der Methode, ohne jeglichen Versuch zur Untersuchung der Übungen oder dessen, was sie bewirken. Allzuoft erhebt sich ein Spottgelächter über Stellen, die willkürlich und ohne jeden Zusammenhang aus DR. BATES' eigenem Buch über das Thema herausgegriffen wurden.

Nun ist allerdings wahr, daß DR. BATES sich selbst geschadet hat, denn sein Buch ist unglücklicherweise schlecht geschrieben und oft zweideutig. Er war eben ein Arzt und Forscher, kein Gelehrter. Sein Stil hat die Leichtigkeit eines Mannes, der sich mit einer Machete den Weg durch Urwald bahnt. Eines aber leuchtet hell aus dem Dunkel dieser ungelenken Schreibweise – nämlich, daß für die Augen ebenso wie für alle anderen Organe des Körpers Hoffnung besteht, solange sie vom Leben erfüllt sind.

Nur ein Narr würde bestreiten wollen, daß sich hin und wieder Scharlatane der Methode bemächtigt haben. Scharlatane aber findet man überall; auch die Ärzteschaft blieb nicht von ihnen verschont.

Eine Gruppe angesehener amerikanischer Chirurgen erklärte, daß fünfzig Prozent aller in den USA durchgeführten Operationen unnötig seien. Und wie steht es mit dem Verschreiben von Brillen?

Es sind mir Fälle bekannt, bei denen Augenärzte ihren Patienten die Diagnose stellten, daß ihre Augenerkrankung unheilbar sei. Als diese Patienten später denselben Augenarzt zur Nachuntersuchung konsultierten, bestätigte dieser, daß sich ihre Fehlsichtigkeit wesentlich gebessert habe. Als jedoch der Patient bemerkte, daß die Besserung durch die Übungen nach der Bates-Methode bewirkt worden war, hielt der Augenarzt an seiner Behauptung fest, daß dies nicht wahr sei – eine Überzeugung, gegen die mit Vernunftgründen nichts auszurichten war.

Immer wieder erklärt der Augenarzt: »Es kann nichts mehr getan werden.« Doch wurde bereits vor geraumer Zeit bewiesen, daß etwas getan werden kann, und zwar dadurch, daß den Augen ermöglicht wird, ihre normale Funktionsfähigkeit wiederzuerlangen. Es wird etwas getan!

Unsere Erkenntnisse auf dem Gebiet der psychosomatischen Medizin beginnen sich allmählich auf die ganze Einstellung zur Präventiv-Medizin auszuwirken. Doch den Gedanken, daß sowohl das Seelenleben als auch das Auge am Sehvorgang beteiligt sind, verhöhnt der Augenarzt, der sich nach wie vor ausschließlich dem physischen Auge widmet.

Im Grunde genommen gibt es nur eine einzige Möglichkeit zu entscheiden, was für Ihre Augen das Beste sein wird. Brillen gleichen den Lichtbrechungsfehler aus; beheben können sie ihn nicht. In der Tat, je länger man Brillen trägt, desto schwächer werden die Augen.

Der Versuch erbringt den Beweis. Urteilen Sie selbst nach dem Ergebnis.